WARD MANAGEMENT
FOR HEAD NURSE

看護師長のための病棟経営超入門

経営・財務指標の見方・使い方

編集＝工藤潤　大宮中央総合病院　副院長兼看護統括部長（認定看護管理者）

メヂカルフレンド社

▪️| まえがき |▪️

　このたび、2019 年に看護展望の増刊号として発売された「病棟経営入門」が、半年ほどで完売され書籍化する事になりました。当初は経営指標などの辞典的な内容がメインでしたが、財務や会計の専門ではなく、医療職の多職種で経営の本が作成できないかと取り組んだのがこの本です。また、認定看護管理者教育では財務諸表や診療報酬などの理解なども求められているので新たに加筆しています。経営参画のためにイメージできることや、経営目標に対して看護職が具体的対策に結び付けられるような入門書として活用できればと思います。

工藤　潤

執筆者一覧

●編集

工藤　潤　大宮中央総合病院　副院長兼看護統括部長

●執筆（50音順）

飯干雅稔　三郷中央総合病院　感染防止対策室　科長／認定看護管理者／感染管理認定看護師

大山輝夫　八潮中央総合病院　事務長

岡平将志　八潮中央総合病院　薬局長

小幡直史　八潮中央総合病院　医事課　係長

川名　哲　八潮中央総合病院　手術室　科長

島尻美恵　上尾中央医科グループ協議会看護本部　看護教育部　部長

高須久美子　社会医療法人美杉会グループ　理事／同　教育部長

高野英俊　吉川中央総合病院　事務課長

瀧澤美紀　八潮中央総合病院　退院支援看護師

西澤千文　市立大町総合病院　看護部長

松嵜美貴　八潮中央総合病院　栄養科　科長

松澤良美　千葉愛友会記念病院　医療相談課　係長／社会福祉士

山田亮太　八潮中央総合病院　臨床工学科　係長

我妻祐哉　八潮中央総合病院　リハビリテーション科　科長

目　次

Chapter

4

経営指標を調べよう

工藤 潤

自院の経営指標を導き出すワークシート

Chapter
6 　**看護部による経営参画の事例**

カバーデザイン　TAICHI ABE DESIGN INC.
本文デザイン　伊藤尚彦

chapter

I

看護師長にとっての病棟経営

看護師長にとっての病棟経営
経営指標を学び"経営的な感覚"を養おう

はじめに

　看護管理者に向けた経営に関する書籍は以前よりも多くなり、認定看護管理者教育において
も、看護の経営・経済というカリキュラムが組み込まれ、看護基礎教育の看護管理の授業で
も、経営にかかわる講義が多少なりともなされている時代になった。

　経営指標を活用して病棟経営をするというのは、経営にかかわる専門的な知識が必要という
わけではない。そのため、「同じ医療職としてこのくらいは理解しておきたい」という経営指
標について、この本ではまとめている。

　経営・経済学の書籍や講義では、貸借対照表や損益計算書から経営状況を分析することも必
要とされている。実際の医療現場においては、会計にかかわる専門的知識を活用することは少
ないが、簡単にどのように活用するだけは把握しておきたい。

　また、様々な医療職の立場から経営的な視点をもち、業務を遂行している事例から、看護職
においては、数値を理解して経営に参画するとはどういうことなのかについて、参考にしても
らいたい。

　今後、時代の流れから考えると看護職の起業も望まれる。訪問看護ステーションや看護小規
模多機能など、介護系の事業においては個人で起業することも多くなることも考えられる。そ
のためにも経営的な視点を看護師として働く瞬間からもち合わせることも重要であろう。決し
て看護管理者だけではなく、一般で働く看護職においても、この経営感覚をもち合わせながら
看護の経験を積まれることを望みたい。

経営とは

　経営という言葉だけを考えると「お金」というイメージになるが、実際は「同じ目的」を
もったヒト、モノ、カネという資源をどのように統制するかが経営である。個々の能力を
100%発揮したとしても、結果には限界があるが、複数が能力を発揮しながら協力して働くこ
とにより、それ以上の結果に導き出すことができ、また、組織化させることで経営が成り立
つ。

　看護管理者にとって、経営にかかわる数字は、日常的には使わなくても、経営的な感覚とし
てもち合わせたい。ヒトにかかわる費用を知り、モノの費用や流れを知り、カネの動きを知る

ことによって、病院経営がどのように行われているのかを知ることができる。また、「同じ目的」をもつためには、様々な経営指標から病院の強み・弱みを知り、経営目標である数値に到達するには、どのようなしくみが必要なのか、どのような人的資源、物的資源が必要なのかなどを検討し、目標達成に向けた取り組みを実施しなければならない。今後、保険・医療・福祉の動向をしっかり押さえ、病院や施設の運営に必要な経営力を備え、看護も経営貢献できるような風土をもち合わせるようにしたい。

病棟運営で看護管理者が担う役割

『看護管理：システムアプローチ』の著者であり看護管理の研究者として知られる Dee Ann Gillies は、看護管理者の仕事を次のように定義している。

「もっとも有効で可能なケアを患者およびその家族の人々に与えるために計画し、組織化し、指示を与え、そして入手できる財政的・物質的・人的資源を統制すること」

安心・安全なケアの提供については、看護管理者が常に考えていることであるが、役割は「ヒト」「モノ」「カネ」を統制させることである。しかし、仕事上の優先順位がどうしても「ヒト」「モノ」になりがちで、「カネ」の部分については日常的な仕事では優先度の意識が低くなりがちである。

1 「ヒト」

経営資源のうち、「ヒト」は人数の確保・定着や教育・研修、看護提供体制などのしくみを常に考えなければならない。質の高い看護サービスを提供するためには、どうしても「ヒト」の数が大きく影響する。

また、「ヒト」の確保が十分でなければ、宣伝・広告や募集関連の費用がかかり、病院で最も無駄な支払いになり得る紹介料・派遣料にも費やされる。医療費として得た収入がそのような用途に使われることを軽減されるよう努力が必要である。逆に人員が充足していても、その分「ヒト」の数が多ければ給与費などの支払いも多くなるのだが。

2 「モノ」

ケアに必要な医療材料や器材、療養環境の整備、業務に必要な物品など、質の確保や安全管理・感染制御の観点からも様々な「モノ」が必要になる。このような「ヒト」「モノ」を充実させるためにはどうしても「カネ」が関係してくる。ケアを充実するために必要な物品や機器に関しては、どのくらいの費用対効果があるのか、購入に対してどのくらいの売り上げが必要

なのかなど、常に「カネ」計算をすることが必要である。

3 「カネ」

　医療職という立場から考えると、患者の治療・看護を実施することを仕事として考えているが、患者もお金を支払っている顧客であるという概念は薄くなりやすい。自分たちの給料や賞与などは、ほとんどが収入で得た医療費から支払われており、患者自身もその何割かを負担しているからこそ病院経営が成り立つのである。「カネ」を考えることについて、汚いイメージがあるかもしれないが、一般的な企業と病院は同じ企業であり、働く人たちの生活を支えるためには健全経営は重要なのである。

経営指標について

　一般的な企業が経営指標を評価する視点として「成長性」「収益性」「生産性」「安全性」の4つに分類される。しかし「成長性」という視点については、病院にとって成長や、病院規模・事業の拡大が必ずしも必要ではないことから、病院では「成長性」ではなく「機能性」という視点と、「収益性」「生産性」「安全性」の4つの指標に分類される（表1-1）。

　厚生労働省では経営指標を定め、毎年の経営状況を調査し公開している。経営指標においては病院の「収益性」「安全性」「機能性」に分けられており、病棟種別（一般病院・ケアミックス病院・療養病院・精神病院）や設置主体などによって比較することができる。

　経営指標の項目については、単年度の分析をすることも必要だが、年々どのように変化しているかを比較することも必要である。

　たとえば、新しく病院機能を高めるための設備を拡充したり、病院の老朽化によりリニューアルするなどがあれば、設備関係費率や原価償却率などの推移とともに短期・中長期での経営目標を考えなければならない。良い／悪いという判断だけに使うのではなく、適正であるか、予測どおりの目標に到達しているかなどの判断に活用し、問題点や改善点を経営的な視点で判断できるようになりたい。

表1-1　病院経営の4つの指標

病院経営の「機能性」	病院が持つ医療の機能を数値化したもの。病院が持ち合わせている資源をどのように有効活用できているか、発揮できているかなどの指標
病院経営の「収益性」	病院の収益から、ヒト、モノ、カネなどがどのように使われているか、その費用に見合った収益が確保できているのかなどの指標
病院経営の「生産性」	経営資源であるヒトがどのように有効に活用されているか、人的資源のパフォーマンスを見る指標
病院経営の「安全性」	資産のかかわる運用や借金の状況から、収益性とのバランスから、病院が安全に経営出来るのかなどの指標

本誌では、厚生労働省における「収益性」「安全性」「機能性」のなかから、看護師でもぜひ知っておきたい項目に絞り込んで解説する。また、厚生労働省の分類でなく、看護管理上、病棟・外来の運用に必要な項目を「機能性」として、また、財務的な経営状況を把握するための項目を「収益性」として分類している。本来、「病床利用率」は「収益性」に含まれるが「機能性」の項目に振り分けている。

経営指標を日頃から活用しよう

1　数字は簡単に、おおよそで覚えよう

　いうまでもなく、経営指標のデータはすべて数字である。看護管理者であればこの数字に関して苦手な意識を克服したい。

　検査データや患者のバイタルサインなどの数字はしっかりと間違えずに記録し、伝達をしなければならないのが医療職の役割であり、これを間違えると大きなエラーになることも多い。しかし、経営にかかわる数字は大雑把に覚えておくだけでよく、感覚として身についていればおおよその計算ができれば十分である。たとえば、「入院単価」が実際に4万9578円だとしたら、約5万円と考えればよい。この数字から「1人当たりの入院収益」などを知りたいときは、おおよその金額で計算すればすぐに把握ができる。実際の予算書や決算書などは正確に計算したうえで作成しなければならないが、ふだんから経営的な感覚をもち合わせるためには、省略して覚えておくほうが活用しやすい。

2　経営指標が変化した要因を考えよう

　現在、病院のなかでも経営会議などによって、経営指標が提示されることも多くなっていると思われるが、ただ単に「上がった／下がった」などの報告だけではなく、「どうして上がったのか／下がったのか」「どうやって上げたのか／下げたのか」などの要因をきちんと議論したい。

3　経営指標は月・年単位で常に把握しよう

　また前年度比較、前月比較など季節によってもデータが変化することがある。このデータは例年の予測どおりなのか、それとも予測とは大きく違いがあるのかなどを分析し、目標値の達成に向けた取り組みが必要である。なかなか数字だけでは見えない部分もあるので、見えない部分を明らかにすることが大切である。

厚生労働省　病院経営管理指標に関する調査項目

収益性	（単位）
医業利益率	（％）
総資本医業利益率	（％）
経常利益率	（％）
償却前医業利益率（補正指標）	（％）
病床利用率	（％）
固定費比率	（％）
材料費比率	（％）
医薬品比率	（％）
人件費率	（％）
委託費比率	（％）
設備関係費比率	（％）
減価償却費比率	（％）
経費比率	（％）
金利負担率	（％）
総資本回転率	（％）
固定資産回転率	（％）
医師人件費比率計	（％）
常勤医師人件費比率	（％）
非常勤医師人件費率	（％）

看護師人件費比率	（％）
常勤看護師人件費比率	（％）
非常勤看護師人件費比率	（％）
その他職員人件費比率	（％）
常勤その他職員人権費比率	（％）
非常勤その他職員人権費比率	（％）
常勤医師１人当たり人件費	（千円）
常勤看護師１人当たり人件費	（千円）
職員１人当たり人件費	（千円）
職員１人当たり医業収益	（千円）
１床当たり医業収益	（千円）
安全性	**（単位）**
自己資本比率	（％）
固定長期適合率	（％）
借入金比率	（％）
償還期間	（年）
流動比率	（％）
１床当たり固定資産額	（千円）
償却金利前経常利益率	（％）
機能性	**（単位）**
平均在院日数	（日）
外来 / 入院比	（倍）

経営指標を学び〝経営的な感覚〟を養おう

1床当たり1日平均外来患者数	（人）
患者1人1日当たり入院収益	（円）
患者1人1日当たり入院収益（室料差額除く）	（円）
外来患者1人1日当たり外来収益	（円）
医師1人当たり入院患者数	（人）
医師1人当たり外来患者数	（人）
看護師1人当たり入院患者数	（人）
看護師1人当たり外来患者数	（人）
職員1人当たり入院患者数	（人）
職員1人当たり外来患者数	（人）
ケアカンファレンス実施率	（％）
紹介率	（％）
逆紹介率	（％）
看護必要度の高い患者割合（一般病棟）	（％）
看護必要度の高い患者割合（回復期リハ病棟用）	（％）
二次医療圏内からの在院患者割合	（％）
二次医療圏外からの在院患者割合	（％）
二次医療圏外からの外来患者割合	（％）

chapter

2

2020年度
診療報酬改定

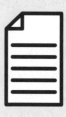

2020年度診療報酬改定
診療報酬の理解と経営参画・質向上

　ここでは、2020年度の診療報酬改定を総括する。時代の背景を理解し、診療報酬を活用した収益アップと看護サービスの質向上を目指したい。

解説	診療報酬の理解

　診療報酬における入院基本料や加算関連については、病院経営に大きな影響を与えることは理解されていると思うが、一番重要なことは、時代の背景によって入院基本料や加算関連の項目が変更され、それぞれの点数の増減や要件が変更されることである。大事なのは診療報酬を追いかけることではなく、「必要な医療・看護とは」を理解することである。診療報酬改定前には、厚生労働省の会議などの議事録や資料などが公表されており、今の医療・看護の課題、また患者にとって必要な医療や看護の有効性など、様々な議論がなされている。単に要件の変更だけを見るのではなく、なぜ、このような要件が加わってきたのかを知ることが看護管理者には求められている。また、日本看護協会などでも診療報酬に関する要望書などを公開している。日本の看護の現状から、より有効な看護、さらに看護のあるべき姿を職業団体として提言しており、診療報酬改定に反映されない内容であっても、看護管理者として理解しておくべきである。

入院料の要件の変化

　入院料の要件となっている項目の変遷（表2-1）をみると、医療に求められる内容が、時代背景とともに変化しているのがわかる。当初、入院診療計画書を作成すると加算がもらえたため、どこの病院でも入院診療計画書を作成し加算を算定することを実施していた。しかし、2000年には入院診療計画書を作成しないと入院基本料からの減算になったため、入院診療計画書の作成が根づいてきたと思われる。そして、2006年には入院診療計画書は作成して当たり前の時代になり、入院基本料に組み込まれ、入院診療計画書を作成しないと入院基本料自体が算定できなくなった。院内感染防止対策・医療安全も同様であり、看護においても褥瘡対策はスクリーニングの実施から褥瘡計画書の作成が普通に実施されるようになり、この20～30年の間に褥瘡発生率は激減していると思われる。

　加算要件においても、患者の退院に向けた取り組みとして「高齢者退院調整加算」から「一般病棟退院調整加算」に変化し、以前は長期入院患者の退院を調整して、入院日数の長い人が退院すると高い点数が算定できた。しかし、「退院支援加算」に変更された際には、予定された入院日数で在院日数をいかに短くするかが要件になり、14日以内の退院患者に高い点数がつけられるようになった。また、退院支援は入院前から実施することが有効であることが、様々な病院の取り組みから明らかとなり、2018年度の改定においては「入退院支援加算」に変更された。また、2020年度の改定には多職種での入退院支援が有効であることから算定要件も変わり、看護師の短時間労働などを推進していることや、入退院支援の効果などの背景から専従要件も変更されている。加算の一つであった「高齢者総合評価加算」は廃止されたが、入退院支援加算の項目に加わり、点数自体は下がってはいるが、高齢社会という背景からは取り組むべき項目の一つとして残っている。

　診療報酬の改定においては、どうしても収益に影響される点数の増減だけを見て対応しがちである。算定要件をよく理解して、経営の3要素である「ヒト」「モノ」「カネ」をどのように統制し、加算を満たすことによって、患者・家族にどのような良い影響を与えることができるのか、看護職にとってもどのようなスキルが必要になり、どのようなしくみが必要になるのかを看護管理者は考えなくてはならない。「金儲け」という感覚だけではなく、「患者・顧客満足」の視点をもつことが重要である。

表2-1　入院料の要件となっている項目の変遷

入院診療計画、院内感染防止対策、医療安全管理体制、褥瘡対策については、2006年度診療報酬改定において、入院基本料の算定要件とした。栄養管理体制については、2012年度診療報酬改定において、入院基本料の算定要件とした。

項目	2000年度前	2000年度改定	2002年度改定	2006年度改定	2012年度改定
入院診療計画	入院治療計画加算	入院診療計画未実施減算	——→	減算の廃止 (入院料の要件化)	——→
院内感染防止対策	院内感染防止対策加算	院内感染防止対策未実施減算	——→	減算の廃止 (入院料の要件化)	——→
医療安全管理体制	—	—	医療安全管理体制未整備減算	減算の廃止 (入院料の要件化)	——→
褥瘡対策	—	—	褥瘡対策未実施減算	減算の廃止 (入院料の要件化)	——→
栄養管理体制	—	—	—	栄養管理実施加算	加算の廃止 (入院料の要件化)※

※有床診療所については、2014年度改定で加算として再度評価を設けた

出典/中央社会保険医療協議会 総会（第426回）資料より
https://www.mhlw.go.jp/content/12404000/000558747.pdf

　加算に関する収益は項目によって金額に違いがあるが、どれに関しても要件遵守は必須である。特に入院料に関しては、要件を遵守しないで適時調査などで返還になった場合は病院の存続にも影響するほどの大きなダメージになる。

　特に看護における重要な項目は、人員配置と一般病棟における夜勤72時間の壁である。看護配置においては「様式9」で各種入院料の届け出を行っているが、ただ事務職員や勤務表からの自動入力に頼るのではなく、自分自身で「様式9」を完成させることができるスキルを持ち合わせたい。そのためにも重要なのが夜勤の考え方である。入院料の算定をする際の夜勤の要件は以下になる。

夜勤とは

　「夜勤」とは、各保険医療機関が定める午後10時から翌日5時までの時間を含む連続する16時間の間において、現に勤務することをいい、当該夜勤時間帯に現に勤務した時間数を「夜勤時間数」という。夜勤時間帯以外の時間帯が、夜勤時間帯と重なる時間が当該日勤帯の1/2以下になること。

1．夜勤の要件が各病棟で以下の要件が満たされていること。

① 看護要員[※1]は常時2人以上である。

② 一般病棟・結核病棟・精神病棟においては看護職員[※2]2名以上の配置

③ 療養病棟は看護職員1人と看護補助者1人の配置でも可

④ 上記の項目を満たしていれば、曜日・時間帯で夜勤の従事者が変動しても可能

2．夜勤時間については以下の要件が満たされていること。

① 平均夜勤時間数の直近1か月または4週間の実績平均値72時間以下であり、病棟ごとではなく、病棟全体での平均値である。

② 月平均夜勤時間の計算における実人員および延夜勤数には夜勤専従者および夜勤時間数16時間以下の者は含まない

※1　看護要員とは、看護職員および、無資格者の看護補助者（介護福祉士も可）を含む
※2　看護職員とは、看護師・准看護師などの有資格者

特に気をつけなければならないのが、外来や病棟などの兼務をしている場合である。日勤においても、一般病棟の場合、それ以外の部署で勤務した場合は様式9から除外したりしなければならず、夜勤においては兼務をした場合に上記の要件が満たされない時間を作らないようにしなければならない。一般病棟では、看護職員は最低2名以上になっているので、夜勤者が最低ラインの2名配置の場合、夜勤帯で外来などの兼務をした場合、一時的に夜勤者が1名になってしまうので要件が満たされなくなる。これは加算の「看護職員夜間配置加算」も同様で、最低ラインの1病棟3名以上、12（16）人に1人配置を満たせなくならないように注意したい。

また、夜勤時間72時間以内を目指すには、看護配置7対1もしくは10対1でも関係なく、各病棟の夜勤者の数によって、病棟の配置人数を決めたい。

夜勤72時間を満たすための配置数を計算する式は以下になる。ただし、日勤帯の時間と設定した夜勤時間の重なる時間もあるので、おおよその計算式として必要数を知っておきたい。

> 夜勤時間16時間 ×（1か月の日数×夜勤者数）÷ 夜勤時間72時間 ＝ 夜勤者必要数

① 2人夜勤の場合

夜勤時間16時間 ×（31日×2人）÷72時間 ＝ 14人

② 3人夜勤の場合

夜勤時間16時間 ×（31日×3人）÷72時間 ＝ 21人

③ 4人夜勤の場合

夜勤時間16時間 ×（31日×4人）÷72時間 ＝ 28人

以上のように、おおよその必要人数を把握しておくと人員配置の管理がしやすい。ただし、夜勤者数においては、実際に夜勤をやっている人数が必要数を満たせることが一番の理想ではあるが、不足している場合は、実際には夜勤をやっていない日勤常勤や短時間正職員の看護職員も含めることで人数を満たすようにしたい。診療報酬上では、以下のように実際の夜勤をやっていなくても、不思議なことに夜勤時間帯に勤務した時間で夜勤者と定めている。

① 短時間正職員以外→月16時間以上が夜勤有

② 短時間正職員　　→月12時間以上が夜勤有

（7対1、10対1以外は月8時間以上が夜勤有）

※夜勤専従者はやむを得ない場合に月1回のみ日勤可能

※外来などの兼務で、夜勤のみを病棟で行っている場合は、夜勤専従者に計上しない

夜勤時間の設定は、病院で決めることができるので、分子となる夜勤時間数が多い場合は日勤者の夜勤時間の重なる部分を減らしたり、申し送り時間は前回の改定で計上してもしなくてもよくなったが、実際にやっている申し送り時間を除くなど工夫することができる。また、分母となる夜勤者数が足りない場合は、日勤常勤や短時間正職員の日勤開始時間から夜勤時間を満たせるような時間設定をすることで、夜勤者数を増やすことも可能である。

　以上のことを踏まえて、様式9の見方を理解することで法令順守できるように、毎月、病棟ごとに病棟責任者自身も把握することをお勧めしたい。入力方法などの操作方法については、以下のホームページからダウンロードができるので活用したい。

各入院料届け出様式9ダウンロードページ
様式9ドットコム　http://youshiki9.doc-net.or.jp/

　様式9で注意したいのが、勤務時間中に行われた病棟業務以外の業務を行った際の勤務時間から除外する時間である。これだけは自動作成するソフトがあっても、個々の入力は手作業となる。注意が必要な様式9から除外する項目、除外せずに計上できる項目は以下になる。

---

①　様式9で勤務に計上できる会議・研修など
- 院内感染防止対策に係る委員会
- 医療安全管理体制に係る委員会、院内研修
- 褥瘡対策に係る業務時間、褥瘡対策委員会

②　様式9で勤務に計上できない会議・研修
- 院内・外研修や学会参加など
- 管理、経営、運営に関する勤務時間内の会議
- 加算関連の業務を行った時間（栄養サポートチーム、認知症ケア、RSTなど加算を取得している業務）

　基本的には入院料本体に係る業務は計上可能であり、疑義解釈で示されているので本来は大丈夫ある。しかし、都道府県によっては適時調査の際に迷うような発言もあったりするので注意したい。上記に書かれた項目の計上が、できるかできないかは「現時点の考えられる」項目として理解していただきたい。迷った場合には、各都道府県の厚生局などで確認することをお勧めする。

入院料に含まれる項目

I　入院診療計画書

　入院診療計画書の作成については、病院機能評価では「速やかに」という表現であるが、診療報酬上では入院後 7 日以内に作成し患者に説明されていなければならない。入院診療計画書については、様式は自由になったので、病院によってはクリニカルパスに含めて使用されていることもある。ただし注意したいのは、入院診療計画書に記載されなければならない項目が定められているので、それを網羅されているかを確認することである。

入院診療計画の基準（抜粋）

文書により病名、症状、治療計画、検査内容及び日程、手術内容及び日程、推定される入院期間等について、入院後 7 日以内に説明を行うこと。なお、当該様式にかかわらず、入院中から退院後の生活がイメージできるような内容であり、年月日、経過、達成目標、日ごとの治療、処置、検査、活動・安静度、リハビリ、食事、清潔、排泄、特別な栄養管理の必要性の有無、教育・指導（栄養・服薬）・説明、退院後の治療計画、退院後の療養上の留意点を組み込むこと

出典／厚生労働省「初・再診料の施設基準等」

　入院診療計画書については、入院期間が通算される再入院の場合であっても、患者の病態により当初作成した入院診療計画書に変更などが必要な場合には、新たな入院診療計画書を作成し、説明を行う必要がある。特に、入院日数が明らかに延長された場合も同様なので注意をされたい。

　また、適時調査などで入院診療計画書に関して指摘される事項の多くは「特別な栄養管理の有無」である。病院内のローカルルールで、入院患者にはすべて特別な栄養管理「有」にする、消化器系の患者は「有」にする、めったに「有」につけずに基本的には「無」にするなど、実際の患者の状況に合わせた評価がされていないことで指摘を受けることが多い。特別な栄養管理の有無に関しては、入院時に行われる「栄養アセスメント」の実施された内容を反映させたい。また、栄養アセスメントがされていれば、「褥瘡に関する危険因子の評価」の項目にある「低栄養状態の有無」とリンクさせて活用されていることが望ましい。

　入院診療計画は多職種で作成されることが望ましく、2018 年の入退院支援加算の要件で入院前の情報収集の内容が明確にされ、2020 年の改定においては多職種で情報収集することになっている。情報収集の内容を見ると、栄養状態の評価をすることにより、より早く入院診療計画書の作成に反映させられることがわかる。

また、入院診療計画書で特別な栄養管理を「有」にした場合には、必ず栄養管理計画書を作成しなければならない。

入院時支援加算における、入院前に実施しなければならない要件

① 身体的・社会的・精神的背景を含めた患者情報の把握

② 入院前に利用していた介護サービス・福祉サービスの把握

  （※要介護・要支援状態の場合のみ実施）

③ 褥瘡に関する危険因子の評価

④ 栄養状態の評価

⑤ 服薬中の薬剤の確認

⑥ 退院困難な要因の有無の評価

⑦ 入院中に行われる治療・検査の説明

⑧ 入院生活の説明

　入院支援は加算項目になっているが、入院診療計画書のほかに、栄養、褥瘡などの入院料に含まれる項目にも影響されるので、患者サービスの向上のために、また、入院日数の適正化などのためにも、取り組みたい項目である。

2　院内感染防止

　入院料の要件で求められる院内感染防止では、以下の項目を遵守しなければならない。この要件に関しては、以前は加算だったがどの病院でも取り組みができるようになったため当たり前に実施できていることと解釈できる。

院内感染防止対策の要件

① 院内感染防止対策委員会は病院長・各部門の責任者から構成

② 月1回の委員会の定期的開催

③ 感染情報レポートの週1回の作成

④ 職員などに対し流水による手洗いの励行

⑤ 各病室には、水道または速乾式手洗い等の消毒液を設置し使用している

※ 精神・小児など、消毒液の設置が適切ではない場合、携帯用で可能

　院内における感染対策の年2回の研修は院内感染防止対策加算の要件であり、入院料とは別に加算となるため、様式9に勤務時間として計上できないので注意したい。さらに加算の取得には専門的な研修を受けた看護師の配置ができるかどうかの要件があり、加算を取得できない

病院であっても、将来的にはハードルが上げられることを考えて、加算に求められている様々な要件について、少しずつでも取り組みを実施しておきたい。

3　医療安全管理体制

医療安全に関する体制においても、感染防止対策同様にどの病院でも根づいてきている。当たり前のようにインシデント・アクシデントの報告から分析や改善策の実施など様々な取り組みが実施されていると思われる。しかし、大きな課題は、職種によってインシデント・アクシデントの報告体制が確立されていない現状である。一番に協力的ではない職種が医師である。適時調査においても、職種ごとのインシデント・アクシデントの報告がなされていないことを指摘されていることも多いため、病院のトップである院長自らが医師へ参加を促すことができないと、なかなか体制が確立できないだろう。

医療安全管理体制の要件

① 医療安全のための指針を整備
② 医療事故発生時の対応方法を文書化
③ 医療事故・インシデントを報告し、その内容分析に基づく改善策を実施できる体制
④ 安全管理の責任者で委員会を構成
⑤ 月１回の委員会の開催
⑥ 安全管理体制に関する研修計画と年２回の開催

4　褥瘡対策

褥瘡対策においては、危険因子の評価に基づき、必要な患者の褥瘡管理計画書の作成と、褥瘡対策チームの介入に関する体制が整備されていることが要件である。ここで注意したいのは、専任の看護職員と医師の計画書へのサインの未記入や、専任者のサインではないことで指摘を受けることが多いことがある。

褥瘡対策の要件

① 専任の医師・褥瘡看護に関する臨床経験を有する専任の看護職員でチームの設置
② 日常生活自立度の低い患者の危険因子の評価
③ 危険因子のある患者に専任の医師・褥瘡看護に関する臨床経験を有する専任の看護職員が適切な褥瘡対策の計画の作成・実施・評価を行う
④ チームの構成メンバーなどによる委員会の定期的開催
⑤ 患者の状態に応じて体圧分散式マットレスを選択

褥瘡対策において一番注意が必要なのが、危険因子の項目である。診療報酬で定められているのは、①基本的動作能力（ベッド上　自力体位変換）、②病的骨突出、③関節拘縮、④栄養状態低下、⑤皮膚湿潤、⑥浮腫、⑦皮膚の脆弱（浮腫、スキン - テアの保有、既往）などがあげられ、褥瘡の評価は DESIGN-R® と定められている。もし、OH スケールを用いる場合、「皮膚湿潤」「栄養状態低下」の項目がなく、ブレーデンスケールを用いている場合は、「病的骨突出」「関節拘縮」の項目が不備となるため注意したい。

5　栄養管理体制

栄養管理は、管理栄養士・医師・看護師・その他の医療従事者が栄養管理を行う体制を整備し栄養管理手順を作成しなければならない。栄養スクリーニングを含む栄養状態の評価、栄養管理計画、定期的な評価入院時に患者の栄養状態を、医師、看護職員、管理栄養士が共同で確認して、特別な栄養管理の必要性の有無について入院診療計画書とリンクしていることが望まれる。

2020 年における診療報酬改定では、栄養サポートチーム加算が見直され、多職種チームによる摂食嚥下リハビリテーションが評価されるようになった。高齢者が多く入院するようになったことが背景にあり、必要な栄養量の摂取や、誤嚥性肺炎を予防するための嚥下機能の回復促進は一般病床だけでなく、すべての病床を対象に取り組まなければならない。

解説	2020 年診療報酬改定について

2020 年度の診療報酬改定についての様々な議論は、診療報酬の項目にとらわれず、患者の疾病構造や受療行動などを年代別に課題を整理することや、昨今の医療と関連性の高いテーマについて課題を整理することからスタートした。

患者の疾病構造や受療行動などを意識しつつ、年代別に整理すると以下のとおりである。

ア　周産期・乳幼児期（妊娠から出産、新生児、乳幼児）

イ　学童期・思春期（就学前、小学生、中学生、高校生、大学生等）

ウ　青年期・壮年期・中年期（20 代～30 代、40 代～60 代）

エ　高齢期・①増加する認知症への対応、②重症度や居住形態を踏まえた更なる医療体制の構築③フレイル（加齢とともに心身の活力（運動機能や認知機能等）が低下し、複数の慢性疾患の併存などの影響もあり、生活機能が障害され、心身の脆弱性が出現した状態であるが、一方で適切な介入・支援により、生活機能の維持向上が可能な状態像）等患者の特性に応じた取組

オ　人生の最終段階・人生の最終段階における多職種による医療・ケアの取組、意思
　　決定の支援の普及・定着に向けた取組

　以上の年代別の分類のうち、2025年に向けて必ず取り組まなければならないのが、高齢期・
人生の最終段階（終末期）におけるケアを定着させることである。時代の変化とともに、高齢
者に関連する安心な医療・看護の取り組みとして、「入退院支援加算」「認知症ケア加算」「排
尿自立指導料・支援加算」「栄養サポートチーム加算」「摂食嚥下リハビリテーション」「栄養
指導・食事指導」などの加算を算定できるような体制をつくることが求められる。また、人生
の最終段階（終末期）においては、緩和ケア病棟などにおける「入院日数の平均が30日未満」
の文言が削除されたが、より高度な緩和ケア病棟の役割が求められており、入院だけでなく在
宅を含めて、充実した体制には高い評価となる。現状の緩和ケア病棟の課題である、必要なと
きにすぐに利用できる緩和ケア病棟の体制づくりが求められている。

働き方改革に関する評価

　どこの医療機関でも、医師・看護師と多職種における業務分担の推進はすでに取り組まれて
いると思うが、「働き方改革」という時代の流れにおける取り組みは、今回の診療報酬上でも
反映されている。昨今の医療と関連性の高いテーマについて以下の内容が議論されており、タ
スクシフト・タスクシェアについては診療報酬の点数でも高く評価されている。

ア　患者・国民に身近な医療の在り方
イ　働き方改革と医療の在り方・タスクシフト、タスクシェアの推進、チーム医療の
　　推進等に係る取組
ウ　今後の地域づくり・街づくりにおける医療の在り方
エ　新たなエビデンスやICT技術を踏まえた医療の在り方
オ　介護・障害者福祉サービス等と医療との連携の在り方
カ　医薬品・医療機器等の適正な利用の在り方

　タスクシェアリング・タスクシフティングにおけるチーム医療の推進に向けては、医師事務
作業補助者体制加算の点数が増改定されている。（表2-2）また、算定可能な病棟が拡大され、
勤務医の負担軽減のための働き方改革を推進し、質の高い診療を提供するという観点から勤務
環境に関する推進が求められる。
　看護師におけるタスクシェアリング・タスクシフティングについては、看護職員夜間配置加
算（表2-3）や、急性期看護補助体制加算（表2-4）の評価が高くなった。看護師にとって看

護配置が高くなることが理想であるが、看護配置7対1以上に増員したとしても診療報酬上では評価されず、ただ単に人件費が増加することを考えると、経営者への交渉には困難を要する。しかし、看護職員夜間配置加算（特に12対1）を取得するためには、それなりの看護職員が必要になり看護配置7対1以上の人員数が必要になる。特に、諸外国に比べると夜間の看護職員の配置が少ない日本にとっては、この加算を活用して看護職員の充足を目指すきっかけにしたい。夜間配置が充実することは患者にとっても安心・安全な医療・看護の提供に大きく

表2-2　医師事務作業補助体制加算

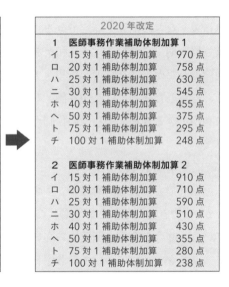

現行		2020年改定	
1　医師事務作業補助体制加算1		**1　医師事務作業補助体制加算1**	
イ　15対1補助体制加算	920点	イ　15対1補助体制加算	970点
ロ　20対1補助体制加算	708点	ロ　20対1補助体制加算	758点
ハ　25対1補助体制加算	580点	ハ　25対1補助体制加算	630点
ニ　30対1補助体制加算	495点	ニ　30対1補助体制加算	545点
ホ　40対1補助体制加算	405点	ホ　40対1補助体制加算	455点
ヘ　50対1補助体制加算	325点	ヘ　50対1補助体制加算	375点
ト　75対1補助体制加算	245点	ト　75対1補助体制加算	295点
チ　100対1補助体制加算	198点	チ　100対1補助体制加算	248点
2　医師事務作業補助体制加算2		**2　医師事務作業補助体制加算2**	
イ　15対1補助体制加算	860点	イ　15対1補助体制加算	910点
ロ　20対1補助体制加算	660点	ロ　20対1補助体制加算	710点
ハ　25対1補助体制加算	540点	ハ　25対1補助体制加算	590点
ニ　30対1補助体制加算	460点	ニ　30対1補助体制加算	510点
ホ　40対1補助体制加算	380点	ホ　40対1補助体制加算	430点
ヘ　50対1補助体制加算	305点	ヘ　50対1補助体制加算	355点
ト　75対1補助体制加算	230点	ト　75対1補助体制加算	280点
チ　100対1補助体制加算	188点	チ　100対1補助体制加算	238点

表2-3　看護職員夜間配置加算

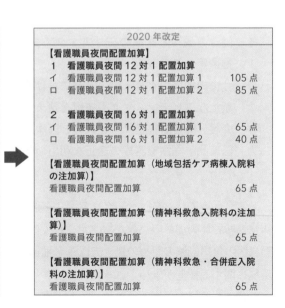

現行		2020年改定	
【看護職員夜間配置加算】		**【看護職員夜間配置加算】**	
1　看護職員夜間12対1配置加算		**1　看護職員夜間12対1配置加算**	
イ　看護職員夜間12対1配置加算1	95点	イ　看護職員夜間12対1配置加算1	105点
ロ　看護職員夜間12対1配置加算2	75点	ロ　看護職員夜間12対1配置加算2	85点
2　看護職員夜間16対1配置加算		**2　看護職員夜間16対1配置加算**	
イ　看護職員夜間16対1配置加算1	55点	イ　看護職員夜間16対1配置加算1	65点
ロ　看護職員夜間16対1配置加算2	30点	ロ　看護職員夜間16対1配置加算2	40点
【看護職員夜間配置加算（地域包括ケア病棟入院料の注加算）】		**【看護職員夜間配置加算（地域包括ケア病棟入院料の注加算）】**	
看護職員夜間配置加算	55点	看護職員夜間配置加算	65点
【看護職員夜間配置加算（精神科救急入院料の注加算）】		**【看護職員夜間配置加算（精神科救急入院料の注加算）】**	
看護職員夜間配置加算	55点	看護職員夜間配置加算	65点
【看護職員夜間配置加算（精神科救急・合併症入院料の注加算）】		**【看護職員夜間配置加算（精神科救急・合併症入院料の注加算）】**	
看護職員夜間配置加算	55点	看護職員夜間配置加算	65点

寄与する。

　急性期看護補助体制加算については、点数増は非常にありがたい反面、看護補助者や介護福祉士などの採用が非常に難しくなってきた現状がある。看護職員の業務負担軽減、看護補助者との業務分担・協働を推進に向けた院内の取り組みは継続をしつつ、人材確保に向けた取り組みが今後の課題である。また、今回の改定で急性期看護補助体制加算等の看護補助者に係る院内研修の要件については、見直しがされているので注意したい。

表2-4　急性期看護補助体制加算

現行	2020年改定
【急性期看護補助体制加算】 1　25対1急性期看護補助体制加算（看護補助者 　　5割以上）　　　　　　　　　　　　210点 2　25対1急性期看護補助体制加算（看護補助者 　　5割未満）　　　　　　　　　　　　190点 3　50対1急性期看護補助体制加算　　　170点 4　75対1急性期看護補助体制加算　　　130点 注2 イ　夜間30対1急性期看護補助体制加算　90点 ロ　夜間50対1急性期看護補助体制加算　85点 ハ　夜間100対1急性期看護補助体制加算70点 【看護補助加算】 1　看護補助加算1　　　　　　　　　　129点 2　看護補助加算2　　　　　　　　　　104点 3　看護補助加算3　　　　　　　　　　 76点 注2　夜間75対1看護補助加算　　　　 40点 【夜間看護加算（療養病棟入院基本料の注加算）】 夜間看護加算　　　　　　　　　　　　 35点 【看護補助加算（障害者施設等入院基本料の注加算）】 イ　14日以内の期間　　　　　　　　　129点 ロ　15日以上30日以内の期間　　　　　104点 【看護補助者配置加算（地域包括ケア病棟入院料の注加算）】 看護補助者配置加算　　　　　　　　　150点	【急性期看護補助体制加算】 1　25対1急性期看護補助体制加算（看護補助者 　　5割以上）　　　　　　　　　　　　240点 2　25対1急性期看護補助体制加算（看護補助者 　　5割未満）　　　　　　　　　　　　220点 3　50対1急性期看護補助体制加算　　　200点 4　75対1急性期看護補助体制加算　　　160点 注2 イ　夜間30対1急性期看護補助体制加算120点 ロ　夜間50対1急性期看護補助体制加算115点 ハ　夜間100対1急性期看護補助体制加算100点 【看護補助加算】 1　看護補助加算1　　　　　　　　　　141点 2　看護補助加算2　　　　　　　　　　116点 3　看護補助加算3　　　　　　　　　　 88点 注2　夜間75対1看護補助加算　　　　 50点 【夜間看護加算（療養病棟入院基本料の注加算）】 夜間看護加算　　　　　　　　　　　　 45点 【看護補助加算（障害者施設等入院基本料の注加算）】 イ　14日以内の期間　　　　　　　　　141点 ロ　15日以上30日以内の期間　　　　　116点 【看護補助者配置加算（地域包括ケア病棟入院料の注加算）】 看護補助者配置加算　　　　　　　　　160点

看護に関連する診療報酬の改定項目

　2020年における診療報酬改定において、看護にとって知っておきたい要件をまとめる。

入退院支援加算に係る人員配置の見直し

　入退院支援部門における職員を非常勤職員でも可能になった。これは、常勤・非常勤問わず入退院支援の効果は特に変わらないということから、非常勤職員でも専従を満たすことができるので工夫されれば入退院支援加算1の取得が容易になる。

退院支援困難要因から見える時代の変化

　2022年における診療報酬改定において退院困難要因が次のように改定された。

【退院困難な要因】

ア　悪性腫瘍、認知症又は誤嚥性肺炎等の急性呼吸器感染症のいずれかであること
イ　緊急入院であること
ウ　要介護状態であるとの疑いがあるが要介護認定が未申請であること（介護保険法施行令第2条各号に規定する特定疾病を有する40歳以上65歳未満の者及び65歳以上の者に限る。）
エ　家族又は同居者から虐待を受けている又はその疑いがあること
オ　生活困窮者であること
カ　入院前に比べADLが低下し、退院後の生活様式の再編が必要であること（必要と推測されること。）
キ　排泄に介助を要すること
ク　同居者の有無に関わらず、必要な養育又は介護を十分に提供できる状況にないこと
ケ　退院後に医療処置（胃瘻等の経管栄養法を含む。）が必要なこと
コ　入退院を繰り返していること
サ　入院治療を行っても長期的な低栄養状態となることが見込まれること
シ　家族に対する介助や介護等を日常的に行っている児童等であること
ス　児童等の家族から、介助や介護等を日常的に受けていること
セ　その他患者の状況から判断してアからスまでに準ずると認められる場合

　サ・シ・スは2022年度診療報酬改定で追加された項目であり、入院治療を行っても長期的な低栄養状態となることが見込まれること」については、管理栄養士の病棟訪問型から病棟配置型が望ましいということから、入院時の低栄養状態になる見込みをアセスメントしなければな

らなくなった。

　また、ヤングケアラーの存在を確かめることが入院時から確認しなければならなくない。実際に、中学 2 年生の 5.7％、高校 2 年生の 4.1％が世話をしている家族がいるという実態から、病院として教育機関を含めて福祉や介護サービスなどと連携をすることが求められている。ヤングケアラーの支援を医療の中でも実施することが加わるとともに、大きな目的としては社会的認知度の向上が目的でもあるため、より多くの情報を得たうえでの退院支援に取り組まなければならない。

　診療報酬においては時代の変化とともに様々な要件が変更される。手術などの治療における重要な課題として栄養状態の確認をして良くすることや、高齢者における認知症ケア、摂食嚥下、排尿自立、せん妄予防など多くのアセスメントを実施し在宅への支援をスムーズに行うことが求められる。2024 年には診療報酬と介護報酬の同時改定も行われ超高齢社会における医療の役割だけではなく、介護を含めた福祉関連とどう繋がりを持つことが必要なのかは医療に関連している職種も理解を深めておく必要がある。

chapter

3

経営指標辞典

病院機能にかかわる指標
(1)病床利用率・病床稼働率

病床利用率とは、病院の利用可能な病床をどのくらいの割合で利用していたかを示す数字で、病床を有効的に活用するための指標。

病床利用率	$\dfrac{\text{在院患者延べ数}^* \times 100}{\text{病床数} \times \text{日数}^*}$	単位 %

＊1か月の場合は1か月、1年間の場合は1年の患者数と日数を使用する

病床稼働率とは、1日の実際に入院していた総患者数で病床が稼動した割合を示す指標。100%以上の稼働率になることもある。

病床稼働率	$\dfrac{\text{1か月}^*\text{の（24時在院患者数＋退院患者数）} \times 100}{\text{病床数} \times \text{1か月の日数}^*}$	単位 %

＊1年の病床稼働率は、1年間の患者数と日数を入れて計算する

　病床利用率を計算する際は、分母の病床数を実稼働数にするか、許可病床数で計算するかは、利用用途によって選ぶ。在院患者延数については、毎日の24時現在に在院している患者数を1か月もしくは1年間で計算する。

　実際のデータの蓄積から今後の病院の方向性を考えることも必要になる。病院にとっては稼働病床をどこまで活用しているか、もしくは必要な病床数はどのくらいか、またはどのような種別の病床で運用していくかなどを検討するのに活用できる。特に人員などが原因で、すべての許可病床が稼働していない場合には、将来的な見とおしとともに、実際に必要な病床機能も検討しなければならない。

　一方、看護が実際にかかわる入院患者は、24時現在の患者だけではなく、その日に退院した患者も含まれるため、退院患者を含めた延べ人数による病床稼働率も必要である。高い病床利用率が看護の必要度や看護業務の量が必ずしも一致するとは限らないため、この患者延べ数も把握し退院患者を含めた看護の業務量も含めた病床稼働率で病棟業務を活用しておきたい。

　病床利用率が高くても患者の回転が少ない病棟と、若干病床利用率が低くても入退院が多く回転率が高い病棟もあるので、病棟の機能や業務を把握するためには病床利用率だけではなく、病床稼働率も把握しておかなければならない。経営的にもDPCで算定している場合、入院日数が短く回転率が高い場合、患者1人当たりの入院単価が高くなるので、病床利用率が高いから必ずしも医業収益が高いとは限らず、回転率を高めることで病床利用率が増加されなくても医業収益が増える場合もある。経営的な視点で考える場合には、病床利用率、病巣稼働率

だけの数字だけではなく、回転率、平均在院日数を含めた活用をすることが必要である。

| 解説 | 看護管理のポイント |

看護にとって重要なことは、いかに有効に病床を活用できるしくみをつくるかにある。「どこの病棟にどんな疾患の患者を入院させてもいい」という運用の方法もあるが、病棟によっては向く／向かない疾患もあるし、病棟の構造や医療機器などの機能も考えなければならない。一番重要なのは、患者が安心して治療を受けられるソフト面とハード面を持ち合わせているかである。有効な病床運営をするためには、ある程度のルールと病床の運用方法を定めておくことが必要になる。

また、入院の受け入れの良い病棟は病床利用率も高くはなるが、一部の病棟だけに負担が偏ってしまうと、スタッフの疲弊が不満へとつながってしまうので、病院全体で偏らないように検討することが望ましい。

入院のしくみがきちんと整備されたら、看護の質で影響されるのは退院支援である。予定された退院に向けた計画を活用して適正な入院日数で退院支援ができることは、すでに看護に求められる大きな役割となっている。

そして、入退院予定から病床把握によるコントロールを行い、緊急性のある患者がいつでも入院できる病床を確保することもスムーズな入院患者確保には必要であり、病床全体の有効活用できる病床管理のしくみを構築しなければならない。

急性期病棟は病床利用率と回転率が経営に影響されるが、療養病床や回復期リハビリ病棟においては、入院基本料に包括される項目も多く、1日当たりの患者1人の入院単価が一般病床より低いため、安定した経営をするためには、高い病床利用率が求められる。急性期病院とは違い入院単価を上げるための加算関連や出来高払い部分の収入を上げるのも必要ではあるが、なかなか難しい。安定した経営のために支出を抑える経営方針になり、提供する看護の質や人

表3-1　一般病院の病床利用率、病床規模別

年次＼病床規模	総数	20～99床	100～199床	200～299床	300～399床	400～499床	500～599床	600～699床	700床～
平成25	72.92	68.19	72.45	73.02	71.01	72.3	76.71	71.33	75.97
26	72.39	67.54	71.64	69.6	68.9	72.52	75.99	75.86	77.44
27	72.82	68.1	71.1	71.04	70.93	72.35	75.56	75.34	77.61
28	72.99	66.53	71.06	71.24	70.82	73.36	74.97	76.82	77.19
29	73.22	67.38	71.89	71.32	72.54	72.13	75.98	75.33	76.81

出典／一般社団法人全国公私病院連盟，一般社団法人日本病院会：平成29年 病院運営実態分析調査の概要より引用
https://www.hospital.or.jp/pdf/06_20180301_01.pdf（最終アクセス: 2019年2月12日）

的資源に影響を与えることがないようにしたい。経営とのバランスを考えるために、損益分岐点（→ p.29 用語の解説①）である最低限の病床利用率は確保する努力と、どのくらいの利用率が必要かは把握しておきたい（表 3-1）。

Column

今後、一般病床は減少

　毎月、厚生労働省のホームページでは入院患者数や平均在院日数、病床利用率などのデータが公表されている。実際に、年々急性期病床に入院している患者数は減っており、医療費の高騰を防ぐために診療報酬の改定においては急性期病床を減らすことを誘導されている。
　急性期病床が減少した場合に国民が不安にならないかという懸念をもったり、病院として急性期病床で生き残っていきたいと考えていたりするかもしれない。しかし、実際のところ急性期の一般病床は、全国で75%程度しか利用されていない（表 3-2）。全体の病床数が2割程度減ったとしても数字的には国民の医療を支える病床数を確保することは可能である。もちろん地域差なども考慮しなくてはならないが、医療の発展により平均在院日数が短くなる傾向から、さらに一般病床の病床利用が少なくなるかもしれない。あるいは高齢者が増えることで今の病床利用が在院日数が伸びることで維持されるかもしれない。病床機能報告制度（→ p.29 用語の解説②）で病床の有効利用や病院機能の検討は病院ごとに検討するとしているので、今後、地域の状況に合わせて、自然な病床の編成に誘導されていくと考えられる。

表3-2　病床の種類別にみた病床利用率

	病床利用率		対前年増減
	平成29年 (2017)	平成28年 (2016)	
	%	%	
病院			
全病床	80.4	80.1	0.3
精神病床	86.1	86.2	△ 0.1
感染症病棟	3.3	3.2	0.1
結核病床	33.6	34.5	△ 0.9
療養病床	88.0	88.2	△ 0.2
一般病床	75.9	75.2	0.7
介護療養病床	90.9	91.4	△ 0.5
療養病床を有する診療所			
療養病床	58.3	59.3	△ 1.0
介護療養病床	73.0	72.2	0.8

出典/厚生労働省:病床の種類別にみた病床利用率 平成29年（2017）医療施設（静態・動態）調査・病院報告の概況

Glossary

用語の解説

① 損益分岐点

収入（売上高）と経費などを含む支出が等しくなるポイントのこと。

損益分岐点では営業利益（＝売上高−変動費−固定費）がゼロとなるので（図3-1）、ここが赤字になるか黒字になるかの分かれ目であり、経費以上に売り上げるための最低ラインはどのくらいかは知っておくべきである。

看護管理上ではおおよその金額による損益分岐点の金額目標とするのではなく、部署ごとに、具体的な数字を設定し目標値にする必要がある。病棟においては、新規入院患者数や退院患者数、病床利用率や稼働率、そのほかでは外来患者数や手術件数などがある。ある程度の、損益分岐点を上回るような経営目標を数値化して共有できるようにしたい。

② 病床機能報告制度

2014年6月に「医療介護総合確保推進法」による医療法の改正が成立され、2014年10月1日から、病床機能報告制度が施行された。病床機能報告制度は、一般病床・療養病床を有する病院または診療所における医療機能を、病棟単位を基本として、「高度急性期」「急性期」「回復期」「慢性期」の4区分から、病院診療所が自主的に選択して都道府県に報告し、都道府県が公表するしくみとなっている。

当初は、「高度急性期」と「急性期」のとらえ方が不明確となり偏りが生じていたが、徐々に両者の解釈が明確になり病院・診療所側も検討しやすくなってきた。

また、この報告制度は医療機能や設備、人員などの配置、どのような医療行為を提供しているのかなどについても報告され、公表されることになっている。

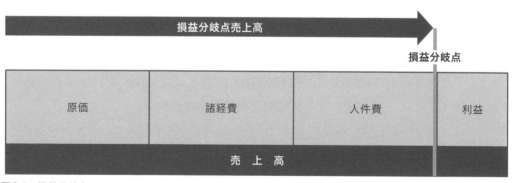

図3-1 損益分岐点

病院機能にかかわる指標
(2) 平均在院日数

平均在院日数とは、入院から治療、退院まで、計画された入院日数が病院全体で平均してどのくらいなのか、病床を有効に運用するための目安として把握できる指標。

平均在院日数	$\dfrac{在院患者延べ数}{1/2 \times (新入院患者数 + 退院患者数)}$	単位 日

　平均在院日数は病院機能を評価するための目安となる重要な数値である。どのくらいの期間で医療を提供しているかを示しているため、急性期と慢性期のどちらが多い割合で病院が機能しているかを主に見ることができる。診療報酬においても入院基本料を選択するうえで影響する重要な数字である。

　平均在院日数の計算式は、イメージで考えると個々の患者の在院日数を合計して患者数で割り算すればよいように思えるが、経営指標として算出する場合は、上記の計算式を用いる。

　また、平均在院日数を全般的に下げることだけを大きな目標とする事だけではなく、医療、看護にとって重要なことは、適切な入院日数による治療の過程が終了し、安心して在宅などの退院先で生活できるよう支援されているかについて、病名や個々の症例ごとに検討することである。

　以前の出来高払いにおいては、在院日数の縛りはあっても、DPCのような早期退院におけるインセンティブより、病床利用率を重視したほうが病院経営における影響は大きく、ムダに在院日数を抑えることは魅力的でなかった。

　しかし、現在のDPCでは無駄に入院日数を延ばしても病院にとってメリットはなく、病名に応じた入院日数の標準化に向けて、適切な入院日数で退院できるしくみが必要となった。定額点数となった支払い方法では標準的な日数で退院できる方が入院単価も高くなり、病床回転率を高めることの方が、入院単価があがり入院収益を増加させることができる。

　ただ、急性期病院は、回転率を上げて医業収益を上げていかなければならないが、病床利用率が下がりすぎてしまった場合にはかなり厳しい経営になる。

解説	平均在院日数の考え方

1　一般的なイメージと経営指標における平均在院日数の計算の違い

　実際に計算するとわかりやすいだろう。1か月間の患者の平均在院日数を4床病室の場合で計算してみよう（図3-2）。Aベッド、Bベッドの患者は60日入院が1名ずつ（計2名）で、Cベッド、Dベッドは10日入院が3名ずつ（計6名）の患者数だとする。すべての入院日数を足して患者数で割り算をする「一般的なイメージ」では表3-3の【計算1】のようになる。一方、「経営指標における平均在院日数」の計算は【計算2】のようになる。

　このように、「一般的なイメージでとらえている平均在院日数」と「経営指標における平均在院日数」は計算式が異なるため、若干の違いが出てくる。

　このことから平均在院日数を短縮するためには長期入院の患者数を減らすことをイメージしやすいが、それだけではなく、新入院患者と退院患者がバランスよく回転することが重要である。したがって、平均在院日数を短縮するための対策としては、いかに入退院数の数を増やせるかが重要なカギとなる。

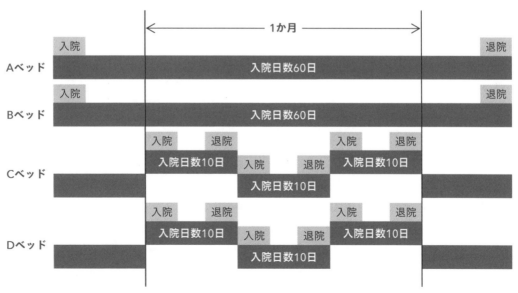

図3-2　1か月の入退院イメージ

表3-3　平均在院日数の違い

【計算1：一般的イメージの平均在院日数】	【計算2：経営指標の平均在院日数】
（60日×2名）＋（10日×6名） 　　　　　　　＝在院患者延べ日数180日 入院日数180日÷患者数8名 　　　　　　　＝平均在院日数22.5日	（30日×2名）＋（10日×6名） 　　　　　　　＝在院患者延べ数120人 新入院6人＋退院患者6人 　　　　　　　＝12人×1/2＝6人 在院患者延べ数120人÷6 　　　　　　　＝平均在院日数20日

2　診療報酬における入院基本料の平均在院日数

　診療報酬上における平均在院日数は直近3か月の数値を用いて小数点以下は切り上げることになっている。2018年の改定では急性期一般入院基本料1においては18日、急性期一般入院基本料2以降は21日となっている（表3-4）。

　一般病棟の90日超入院患者については、療養病棟入院基本料1の例により算定することも可能であり、その際は平均在院日数の対象外にすることができる。また、ほかの選択肢として、出来高による算定も可能であるが、その際は平均在院日数の計算対象とされる。1日当たりの入院単価で考えると後者を選択するほうがよいが、平均在院日数の要件が満たせるかによっては前者を選択することも必要となる。

　急性期一般病床においては、DPCの区切りとして出来高算定になりそうな目安として、90日超入院患者の抽出をして、どのように退院に向けて対応するかを検討しなければならない。このような患者の退院に向けた取り組みについては、チーム医療を中心とした退院支援や地域連携などが機能されていなければ一般病床の機能が維持できないしくみに誘導されているため、人的な資源の確保や活用とともに、病院全体（全医療スタッフ）のしくみを強化するべきである（表3-5）。

3　平均在院日数の対象外

　平均在院日数において計算対象とならない患者もいる。DPCの対象病院では、特定病床の入院基本料を算定している患者以外に、短期滞在手術等基本料1と3を算定している患者などは患者数としてカウントされないことになっている（入院から起算して5日まで）。これによって、短期滞在手術を多く実施している病院においては、入退院患者が多くいたとしても、平均在院日数の短縮や維持においては影響がない。「患者の負担が少ない医療を提供できる」という売りは大きいが、厳しい診療報酬のしくみとなっている。

表3-4　2018年入院基本料の要件

項目	所定点数	初期加算	看護配置 （以上）	看護師 比率 （以上）	平均在 院日数 （以内）	常勤医師 （以上）
1　急性期一般入院基本料（データ提出加算：要届出）						
急性期一般入院料1	1591点	14日以内 +450点 15~30日 +192点	7対1	70%	18日	10対1
急性期一般入院料2 （※2）	1561点		10対1	70%	21日	—
急性期一般入院料3 （※2）	1491点		10対1	70%	21日	—
急性期一般入院料4	1387点		10対1	70%	21日	—
急性期一般入院料5	1377点		10対1	70%	21日	—
急性期一般入院料6	1357点		10対1	70%	21日	—
急性期一般入院料7	1332点		10対1	70%	21日	—

●ADL維持向上等体制加算（※3）:80点（1日につき）

項目	所定点数	初期加算	看護配置 （以上）	看護師 比率 （以上）	平均在 院日数 （以内）	常勤医師 （以上）
2　地域一般入院基本料（データ提出加算：届出不要）						
地域一般入院料1	1126点	14日以内 +450点 15~30日 +192点	13対1	70%	24日	—
地域一般入院料2	1121点		13対1	70%	24日	—
地域一般入院料3 （※4）	960点		15対1	40%	60日	—

●重症児（者）受入連携加算（※5）:2000点（入院初日）
●救急・在宅等支援病床初期加算（※6）:150点（1日につき）

項目	所定点数					
特別入院基本料2	584点	◆看護配置、看護師比率、平均在院日数の最低基準を1つでも下回った場合に算定				

●初期加算:14日以内:+450点、15~30日:+192点

出典／医学通信社編:診療点数早見表2018年4月版，医学通信社，2018，p.798

表3-5　一般病院の平均在院日数、開設者別、病床規模別

開設者 ＼ 病床規模	総数	20~ 99床	100~ 199床	200~ 299床	300~ 399床	400~ 499床	500~ 599床	600~ 699床	700床~
総数	14.21	23.44	23.43	17.46	13.97	12.88	11.78	11.79	12.60
自治体	13.62	24.92	21.87	15.91	13.46	12.76	11.87	11.66	11.36
その他公的	13.54	41.71	22.13	17.19	15.04	12.73	11.63	11.16	11.81
私的	17.33	17.93	26.25	21.18	13.75	13.81	11.88	16.75	17.77

出典／平成29年病院運営実態分析調査の概要，一般社団法人全国公私病院連盟
https://www.hospital.or.jp/pdf/06_20180301_01.pdf（最終アクセス: 2019年2月12日）

4　平均在院日数の適正運用のための入退院支援

OECDの統計データによると、日本は、諸外国と比べて平均在院期間が突出して長い。2020年における診療報酬改定においては、7:1入院基本料の平均在院日数の短縮が求められるのではないかという予想もあったが、現状維持にとどまっている。その背景には、厚生労働省の「患者調査」による平均在院日数の推移を見ると、新入院患者数は増加しているが個々の平均在院期間が短縮されていることから、このまま短縮される傾向を待つ期間としているのかもしれない。

そして、平均在院日数において、適正な
運用のための看護の大きな役割として入退
院支援が旬である。

退院に向けた患者・家族の問題などを把
握し適正な入院日数で退院支援を実施する
ことが、医療費の高騰から考えても有効で
あるため、2018 年の改定においては「入

表3-6　入退院支援のポイント

①入院前から患者情報を収集し必要なアセスメントを実施する。
②適正な入院日数を設定し、多職種で入院診療計画書の作成をする。
③入院時には退院に向けたゴールを設定し、在宅・介護施設・療養病院などの退院先を早期に設定する。
④入院から退院までプロセスを患者と家族の理解と情報の共有をする。
⑤身体的側面におけるリハビリの介入を早期に計画し、退院後の生活について患者と家族と共に共有をする。

退院支援加算」が設定された。病院は治療の場であり、治療・処置が終わったら「生活をする
場所」へと移行していくことが求められている。入退院支援の主なポイントを表3-6 に示す。

また、2020 年における診療報酬改定では「総合評価加算」が廃止され、入退院支援加算に
おける総合的な機能評価に加わった。点数は減算されてしまったが、高齢者への退院支援は非
常に重要であり、加算が継続された限りには機能評価を実施できる体制が望まれる。

Column

平均在院日数の短縮のために看護ができること

1. ナイチンゲールが現在の日本の医療における課題を予言

看護の先駆者であるナイチンゲールの 1860 年の著作物である『看護覚え書』にはこう書
かれてある。

「健康な人間も、病人にまじって寝る生活を続けていると元気を失っていく。回復期にさしか
かった患者をなるべく早く病院施設から回復施設へ移すこと、これが重点な点だと思うが……」[1]

まさしく、今、わが国が目指している地域包括ケアの考え方である。退院支援は医療費の
高騰を防ぐ重要な看護の役割であり、特に高齢者の社会的問題に早期に対応しなければならな
い。診療報酬改定においても、退院が延長する原因として家族との調整があげられてい
る。介護不足などによって家族の受け入れが困難なため起こる退院延長や、退院日時の調整
のための退院延長、また排泄機能が自立していないことによる在宅での受け入れ困難などの
課題がある（表3-7、表3-8 参照）。診療報酬上で、退院困難な要因が定められているが、
実際は退院できる状態の患者が入院を延長することによって医療費が使われることが日本の
医療の課題としてあげられる。

また、看護師のケアによる二次的な合併症などの予防も、入院期間延長を防ぐことにつな
がり、経営的な観点からみても大きな意味がある。入院中の誤嚥性肺炎や尿路感染などは看

表3-7　外来在宅で管理可能な患者が退院できない理由

	一般病棟入院基本料7:1 (n=419)	一般病棟入院基本料10:1 (n=217)	特定機能病院入院基本料一般7:1 (n=86)	一般病棟入院基本料13:1 (n=30)	一般病棟入院基本料15:1 (n=66)	地域包括ケア病棟入院料1 (n=126)	回復期リハビリテーション病棟入院料1 (n=73)	回復期リハビリテーション病棟入院料2 (n=75)	療養病棟入院基本料1 (20:1) (n=624)	障害者施設等入院基本料1 0:1 (n=546)	障害者施設等入院基本料1 3:1 (n=38)	障害者施設等入院基本料1 5:1 (n=26)	特殊疾患病棟入院料1 (n=56)	特殊疾患病棟入院料2 (n=162)
本人の希望に適わないため	7.2%	6.5%	12.8%	6.7%	12.1%	8.7%	4.1%	1.3%	6.4%	3.8%	10.5%	19.2%	7.1%	1.2%
家族の希望に適わないため	16.7%	23.5%	14.0%	26.7%	16.7%	22.2%	12.3%	13.3%	36.2%	45.4%	52.6%	42.3%	48.2%	50.6%
在宅介護（訪問介護など）サービスの事由により退院先の確保ができないため	4.3%	4.1%	2.3%	3.3%	4.5%	5.6%	4.1%	1.3%	6.3%	1.3%	2.6%	7.7%	5.4%	2.5%
地域に在宅介護（訪問介護など）サービスがないため	0.5%	0.0%	0.0%	0.0%	1.5%	0.0%	1.4%	0.0%	0.5%	0.0%	0.0%	0.0%	1.8%	0.0%
在宅医療（訪問診療・訪問看護）サービスの事由により退院先の確保ができないため	1.2%	1.8%	1.2%	3.3%	1.5%	0.8%	1.4%	0.0%	3.5%	2.6%	2.6%	7.7%	3.6%	0.0%
地域に在宅医療（訪問診療・訪問看護）サービスがないため	0.2%	0.0%	0.0%	3.3%	0.0%	0.0%	1.4%	0.0%	0.3%	0.0%	0.0%	3.8%	1.8%	0.0%
入所先の施設の事由により、退院先の確保ができていないため	8.8%	12.9%	2.3%	20.0%	22.7%	9.5%	16.4%	16.0%	11.5%	4.8%	13.2%	11.5%	0.0%	1.9%
地域に施設サービスがないため	0.0%	0.9%	0.0%	0.0%	0.0%	0.0%	1.4%	0.0%	1.0%	0.7%	0.0%	3.8%	0.0%	0.0%
自宅の改修等の住環境の整備ができていないため	2.1%	5.5%	7.0%	10.0%	6.1%	7.9%	20.5%	10.7%	3.4%	1.5%	0.0%	7.7%	1.8%	0.6%
上記の全体の調整・マネジメントができていないため	8.4%	12.0%	5.8%	3.3%	22.7%	7.1%	17.8%	17.3%	9.5%	6.8%	0.0%	19.2%	12.5%	1.2%
自宅に退院、または施設に入所すれば経済的な負担が増えるため	2.6%	3.2%	0.0%	3.3%	3.0%	3.2%	1.4%	5.3%	9.8%	1.6%	5.3%	3.8%	1.8%	1.2%
転院先の医療機関の確保ができていないため	17.9%	7.4%	16.3%	3.3%	10.6%	9.5%	6.8%	2.7%	3.5%	4.0%	0.0%	7.7%	17.9%	3.1%
その他	10.0%	9.2%	10.5%	10.0%	4.5%	5.6%	5.5%	9.3%	3.7%	7.3%	2.6%	0.0%	3.6%	29.0%

出典：平成28年度入院医療等の調査（患者票）

※回答数20未満の入院料は除く

護として最大限に対策、予防に努め退院が延長しないようにしなければならない。

2. 入院後の誤嚥性肺炎の発症、合併症を防ぐ

　入院中の誤嚥性肺炎の予防は、入院期間を延ばさないためのケアの一つとして、重要である。

　食べていなくても胃チューブを挿入していれば、唾液や胃液などにより誤嚥性肺炎を起こすことがある。最近では摂食嚥下機能の評価も入院時に行われることが多くなったが、摂食嚥下機能の低下した高齢者が入院することも多い。誤嚥性肺炎には口腔ケアを充実させることが一番の予防であり、入院後の誤嚥性肺炎発症が医療費の高騰や病院経営にどのように影響されるかを考えなければならない。

　誤嚥性肺炎を実際に発症すると、治療薬、血液や放射線検査、吸引に使用する物品、酸素、人件費を含め、さらなる経費が必要となる。在院日数が延長されることも多い。DPC対象の病院においては、包括される医療行為や材料費は病院の持ち出しとなるため、極力最小限にしたい。

　このような個々の症例や病名から経営的な評価をすることで、入ってくる金額（診療報

表3-8 「本人・家族の希望に適わない理由」の内訳

	一般病棟入院基本料7:1 (n=159)	一般病棟入院基本料10:1 (n=105)	特定機能病院入院基本料一般7:1 (n=44)	一般病棟入院基本料15:1 (n=30)	地域包括ケア病棟入院料1 (n=57)	回復期リハビリテーション病棟入院料1 (n=21)	回復期リハビリテーション病棟入院料2 (n=20)	療養病棟入院基本料1 (20:1) (n=440)	療養病棟入院基本料2 (25:1) (n=132)	認知症治療病棟入院料1 (n=20)	障害者施設等入院基本料7:1 (n=59)	障害者施設等入院基本料10:1 (n=357)	障害者施設等入院基本料13:1 (n=29)	特殊疾患病棟入院料1 (n=41)	特殊疾患病棟入院料2 (n=112)
家族が患者と同居できないため	13.8%	17.1%	6.8%	10.0%	12.3%	19.0%	10.0%	13.9%	20.5%	5.0%	5.1%	8.4%	41.4%	9.8%	2.7%
家族が患者と同居可能だが、日中不在がちのため	11.3%	15.2%	2.3%	10.0%	3.5%	9.5%	5.0%	16.6%	9.1%	0.0%	8.5%	3.9%	3.4%	4.9%	0.9%
家族が患者と同居可能だが、家族の健康状態が不良のため	7.5%	7.6%	2.3%	6.7%	1.8%	9.5%	5.0%	5.7%	4.5%	10.0%	13.6%	7.0%	3.4%	17.1%	3.6%
家族が患者と同居可能だが、患者との関係が良好ではないため	1.9%	3.8%	0.0%	0.0%	7.0%	0.0%	0.0%	2.7%	3.0%	0.0%	0.0%	2.2%	6.9%	0.0%	0.0%
自宅に帰った場合の医学的管理に不安を感じているため	13.8%	14.3%	13.6%	20.0%	12.3%	23.8%	5.0%	20.5%	15.9%	5.0%	3.4%	12.0%	3.4%	17.1%	23.2%
サービス事業者などの家族以外の者を自宅にあげることに抵抗があるため	1.3%	0.0%	4.5%	3.3%	3.5%	0.0%	0.0%	1.1%	3.8%	0.0%	0.0%	0.0%	0.0%	0.0%	0.0%
自宅に帰った場合の地域の医療サービス（訪問診療・訪問看護）に不安を感じているため	1.3%	0.0%	2.3%	0.0%	3.5%	0.0%	0.0%	2.7%	5.3%	0.0%	0.0%	1.4%	0.0%	2.4%	0.9%
自宅に帰った場合の地域の介護サービス（訪問介護等）に不安を感じているため	0.6%	2.9%	0.0%	0.0%	0.0%	0.0%	10.0%	2.7%	5.3%	0.0%	0.0%	0.8%	3.4%	2.4%	0.0%
在宅介護等を利用しても負担が大きく、施設等へ入所して欲しいと考えているため	7.5%	13.3%	9.1%	13.3%	5.3%	9.5%	30.0%	13.9%	12.9%	0.0%	59.3%	21.0%	0.0%	2.4%	52.7%
入所先の施設又は転院先の医療機関が確保できるまでの入院を希望しているため	8.2%	5.7%	15.9%	13.3%	7.0%	4.8%	15.0%	8.6%	7.6%	25.0%	0.0%	2.5%	0.0%	9.8%	0.9%
家族が医療機関での入院継続を強く希望しているため	13.8%	14.3%	13.6%	23.3%	21.1%	14.3%	0.0%	19.5%	23.5%	10.0%	37.3%	26.6%	24.1%	41.5%	17.0%
その他	8.8%	4.8%	4.5%	0.0%	14.0%	9.5%	10.0%	1.1%	0.8%	0.0%	0.0%	2.0%	3.4%	4.9%	0.0%
未回答	3.1%	1.9%	9.1%	3.3%	3.5%	0.0%	5.0%	4.5%	2.3%	5.0%	0.0%	10.9%	3.4%	0.0%	0.9%

※回答数20未満の入院料は除く

出典:平成28年度入院医療等の調査（患者票）

酬）を増やすことに加えて、出ていく金額（経費）を最小限にすることも経営貢献である。看護の力量による合併症の予防や感染のサーベイランスは数値化することが可能であり、増えた／減ったなどの評価がしやすい。

　また、治療における持ち出しを考えた場合、必要なケア用品などを充実させるための物品などを使用すれば、出費は多くなるものの、合併症などの発生が予防できれば、最終的な病院の持ち出しは少なくなる。患者自身の入院日数や入院費用の軽減にも貢献するので、双方に利益のあるウィン-ウィン（win-win）の効果をもたらすことができる。そのようなデータなどは、看護管理者として経営側との導入に向けた交渉する際にも活用できる。

　2020年診療報酬改定においても、経口摂取回復促進加算から摂食嚥下支援加算と変更され多職種チームによる摂食嚥下リハビリテーションの評価がされるようになった。入院患者の高齢者もますます多くなることから、体制を整えることが重要である。

引用文献

l) フロレンスナイチンゲール:看護覚え書, 第7版, 現代社, 2011, p.250.

病院機能にかかわる指標
(3)患者1人1日当たり入院収益

患者1人1日当たりの入院収益は「入院単価」として使われ、単位は「円」である。診療報酬における点数で表す場合は「日当点」といい、「入院単位」10円を1点に換算し、単位は「点」となる。たとえば、入院単価5万円であれば日当点は5000点となる。

患者1人1日当たりの入院収益	$\dfrac{入院収益}{在院患者延数＋退院患者数}$	単位 円

　急性期病院において患者1人当たりの1日の入院収益は経営に大きく影響する。限られた病床数のなかで入院収益を上げるためには、入院単価を上げなければならない。ほかに、診療機能を増やすか広げるなどして、DPCの定額払いのなかでも入院単価が高い患者を集めることも重要である。

解説	どうやって入院単価を上げるか

1　入院単価を上げる方法

　入院単価に影響する要因の一つとして平均在院日数がある。DPCが導入されてから、一般病棟入院基本料の施設基準として平均在院日数の設定が少しずつ短縮されており、高い入院基本料を維持するのであれば退院までの日数を、疾患ごとに標準化することが求められる。急性期病院として病床を継続して安定経営していくためには、在院日数を短くし病床を高い回転率で運用することで入院単価を高く維持し、高い人件費を支えることも必要である。

　DPCにおける定額払いにおいて入院単価を上げるには、出来高払いである手術・麻酔の件数を増やすか、リハビリテーションなどの提供単位を増やすことも効果がある（図3-3）。手術件数の増加により、増えた手術収入がそのまま入院収益となって入院単価に加算される。リハビリテーションなども提供単位が3単位から6単位になれば2倍の収益が入院単価に加算される。特に急性期におけるリハビリテーションの早期介入は平均在院日数にも大きく影響する。DPCの定額払いの入院料が高い在院日数内で退院できれば、高い回転率で病床を活用で

きるようにもなり、1日当たりの入院単価も上がる。また、患者にとっても早期回復・早期退院はありがたいことであり、患者自身の医療費の負担も軽減される。

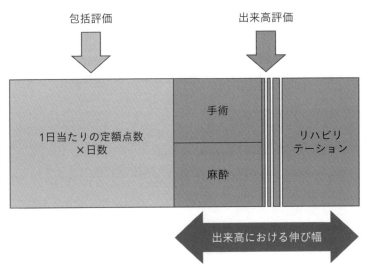

図3-3 DPCによる出来高評価

2 病床機能により病床利用率を上手に活用

　病床利用率が経営の目安ではあるが、利用率が上がったとしても入院収益が必ず上がるとは限らず、入院単価によって変動することも考えなければならない。また、入院単価が上がったとしても、材料費などの支出が多い場合は利益率が低くなることも考えられる。もちろん、利益率が低くても入院単価が高ければ、利益となる金額幅は大きいので、急性期病院にとってどこまで入院単価を上げられるのかは経営の重要なカギとなる。

　回復期リハビリテーション病棟においては、入院基本料や加算項目で入院単価を上げることもできるが、リハビリテーションの単位数が入院単価に大きく影響する。また、慢性期病棟などは包括払いによる入院単価の上昇を目指すのではなく、高い入院稼働率を維持しなければ安定した経営状態を保つことができない。そのため、ケアミックスの病院では、病床機能ごとに経営指標の活用が違うため、経営目標は一律ではなく病床機能ごとに設定しなければならない。

室料差額

　室料差額、いわゆる差額ベッド（特別療養環境室）については、許可ベッド数の半分まで設定することができるため、特に患者に医療として何かを追加することなく、差額分だけ病院の収入が増える"単純な収入源"である。ただし、最近は説明不足や未収金の要因になるなど、患者とトラブルになったり、適時調査において指摘されたりしやすい項目でもあるため、注意したい。

　室料差額の要件は次のように定められている。

1. 病室の病床数は 4 床以下
2. 病室の面積は 1 人当たり $6.4m^2$ 以上
3. 病床のプライバシーを確保するための設備がある
4. 特別の療養環境として適切な設備を有すること

※ 2018 年より「4. 少なくとも「個人用の私物の収納設備」「個人用の照明」「小机等及び椅子」の設備がある」は変更。

　以前は、室料差額を徴収している場合、「小机等及び椅子」がきちんと整備されているかどうかを適時調査でチェックされていたが、特別の療養環境として適切な設備と変更されているので注意されたい。また、基本的には入院時に、患者に差額ベッドの室料の説明（一般病床との違い、金額）を行い、同意書への署名もらわなければならない。

　要件を満たしたうえで室料差額の徴収をしっかり行うことは大事だが、認識に地域差もあり、自治体病院などは自治体ごとに方針も違うので、すべての差額ベッドで徴収するのは難しい。

　たとえば、通常、差額ベッドではテレビ視聴が無料だが、一般の病床ではテレビ視聴は有料である。テレビカード代は患者負担だが、業者などの介入により病院の収入にならない運用が多い。また、患者からはテレビカード代が高いという要望も少なくない。もし、室料差額の徴収率が低いのであればそれを減免し、室料差額をテレビカード 1 日分くらいの価格設定にすれば、患者に納得・同意してもらえ、わずかでも収入増となるかもしれない。

　繰り返すが、室料差額の徴収はトラブルになりやすいため慎重に対応しなければならない。

病院機能にかかわる指標
(4)患者1人当たり入院収益

患者1人当たり入院収益とは、患者が1回の入院から退院するまでの入院収益の平均である。

患者1人当たり 入院収益	$\dfrac{入院収益}{新入院患者数}$	単位 円

患者1人当たり入院収益は、入院単価×平均在院日数でもおおよその計算ができる。ただし、平均的な入院収益から全体を把握するだけではなく、1人当たりの入院収益について疾患ごとや患者ごとに評価することも必要である。

なぜなら、入院単価が低くても在院日数が長ければ1人当たりの入院収益は多くなり、入院単価が高くても在院期間が短ければ1人当たりの入院収益は低く見えるためである。適正な在院日数で退院できていなくても、在院日数が長くなれば低い入院単価でも1人当たりの入院収益が上がってしまう。医療の質の視点と病院経営における効率性の視点、両方から課題としてとらえなければならない。

現在のDPCでは在院日数がある程度の期間までは定額点数が高くなっているが、段階を置いて徐々に低くなることを念頭に検討されたい。

解説	患者1人当たり入院収益を計算例

図3-4の事例で、患者1人当たり入院収益を計算してみよう。

例1の場合は、入院時50,000の定額点数だった場合、病名にもよるが一定期間を過ぎると定額点数が低くなる。さらに一定期間を過ぎると入院中の医療行為が少なくなることから定額点数が低くなる。14日で退院した場合は平均入院単価が45,000円、在院日数14日を乗じると、患者1人当たり入院収益は630,000円となる。

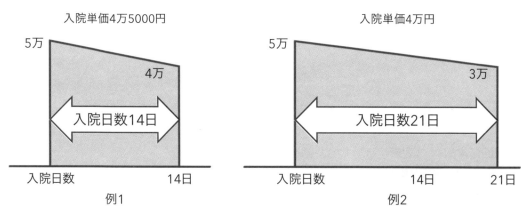

図3-4 入院単価の変化

例1の患者1人当たり入院収益
入院単価 45,000 円 × 在院日数 14 日＝ 630,000 円

　例2のように同じ病名で 21 日間入院した場合は、1 日当たりの平均入院単価が 40,000 円と仮定すると、患者 1 人当たり入院収益 840,000 円になる。

例2の患者1人当たり入院収益
入院単価 40,000 円 × 在院日数 21 日＝ 840,000 円

　このように、同じ病名でも在院日数によって患者 1 人当たり入院収益は異なってくる。これは利用される医療費も多くなり、患者の負担も多くなってしまう。

　今後の医療の動向からすると、やはり急性期で提供される医療は在院日数の適正化が望まれる。急性期を脱した後は、回復期もしくは慢性期・維持期へのスムーズな移行に向けたしくみが必要になる。

　急性期だけではなく、慢性期・回復期からの退院支援と、在宅への移行、施設・後方病床の受け入れ体制について重要となるのが地域連携である。病院として取り組みが強化されているか否かが、病院経営にとっても多大な影響がある。

病院機能にかかわる指標
(5)病床回転数

病床回転数とは、1病床が年間または月間に何回転するかを示す

病床回転数	$\dfrac{日数^*}{平均在院日数}$	単位 回

＊年間で計算する場合は365日、月で計算する場合は当該月の日数を使用する

実際の病床利用数からどの程度の病床回転数で利用されていたかを知る計算式

実際の病床回転数	$\dfrac{（新入院患者数＋退院患者数）× 1/2}{稼働病床数}$	単位 回

　病床回転数を計算式に当てはめて考えてみよう。単純に平均在院日数が15日であれば、365（日）÷ 15（日）で、年間の病床回転率は24回になる。もし、1病床で24回転できるのであれば、100床の場合は $100 × 24 ＝ 2400$ 人の患者が入院できるという計算になる。しかし、これは病床利用が100％の場合であり、実際にはもっと少ないはずである。

　たとえば、100床で病床利用率80％であれば、病床利用は $100 × 80％ ＝ 80$ 床で、次の計算から1920人が実際の入院患者数である。

> 80床（病床利用）× 24（病床回転数）＝ 1920人（新入院患者数 / 年）

　この病床回転数を看護管理者が活用するのであれば、目標とする病床利用に対して、新入院患者を何人にするかを目標値として具体化するとわかりやすくなる。

| 解説 | どのように病床利用率を上げるか |

1　入院患者数の目標値を病床回転数から計算

　たとえば、経営目標として病床利用率を80％から85％に上げなければ経営的安定にならないとする。前述の例（100床、平均在院日数15日）で考えると、新入院患者数は病床利用率80％の年間1920人から、85％の年間2040人に増やさなければならないことになる。

新入院患者数（病床利用率85％の場合）
　　85床（病床利用）× 24（年間の病床回転数）＝ 2040人（年）

　病床利用率を80％から85％に5％アップさせるためには、新入院患者数の年間120人増加（85％：2040人 − 80％：1920人 ＝ 120人）、1か月当たりでは平均10人増加が必要となる。15日の平均在院日数を維持しながら、入院患者を1か月当たり10人増やすと、85％の病床利用の経営目標に近づくことができる。

　実際には空床期間を設けないとスムーズな入退院はできないので、実際に何回転したのか、「実際の病床回転数」を計算すると、

100床で病床利用率80％、1920人の新入院と退院がある場合

$$\frac{(1920人＋1920人) \times 1/2}{100床} ＝ 19.2回転$$

100床で病床利用率が85％、2040人の新入院と退院がある場合

$$\frac{(2040人＋2040人) \times 1/2}{100床} ＝ 20.4回転$$

　「病床回転数」と「実際の病床回転数」とでは計算式も算出された数字も異なってくるので、病院にとって必要な計算方法を選択し、数字を活用してもらいたい。

2 病床回転数を増やすことで、1病床当たりの収益が増える

「患者1人当たり入院収益」は、病床回転数が高くなるとどうなるのか見てみよう。

病床回転率が高いと、平均在院日数は短くなる。また、在院日数が長くなると入院単価が減少する。

【事例1】　入院単価45,000円で、14日入院の場合

　　　　　　 45,000円 × 14日 = 630,000円

【事例2】　入院単価4万円で、21日入院の場合

　　　　　　 40,000円 × 21日 = 840,000円

42日間の1病床当たりの入院収益を比較する（図3-5）。

【事例1】　病床回転数は42 ÷ 14 = 3回

　　　　　　 42日間の入院収益は

　　　　　　 630,000円 × 3回 = 1,890,000円

【事例2】　病床回転数は42÷21 = 2回

　　　　　　 42日間の入院収益は

　　　　　　 840,000円 × 2回 = 1,680,000円

このように、病床回転数の大きいほうが、入院収益が高くなる。このように病床回転率を上げることは経営に好ましい影響を与える。在院日数が短く入院単価が高いうちに患者が退院し、次の新入院患者が獲得できれば、1病床当たりの収益を増やすことができる。

そして、同じ期間でも2回転か3回転かで、1病床当たりの収益は明らかに違い、年間では大きな収入差となる。

また、患者側からも短い入院日数で、医療費の負担は安くなるほうがよいと思われる。

ただし、高い病床回転数を維持するには、入院患者の獲得を強化しなければならない。うまく稼働することができれば、病床利用率が増加しなくても入院収益は増える。

3 療養病床における在宅復帰機能強化加算要件に必要な病床回転率の計算方法

療養病棟は、療養病棟入院基本料1の施設基準の届け出をし、「在宅復帰機能強化加算」の施設基準を満たし承認されれば、診療報酬の加算を上乗せできるが、かなりハードルが高い。

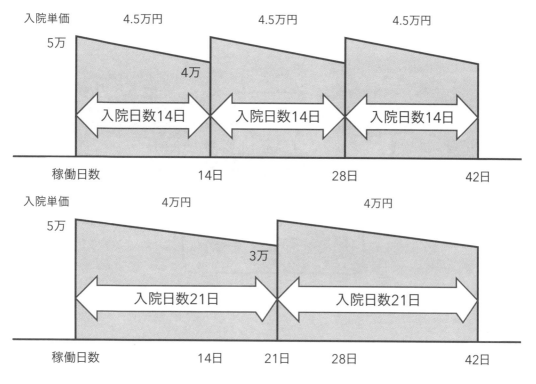

図3-5 病床回転数と入院単価の変化

医療区分を維持しながら、在宅復帰率とともに病床回転率を維持する必要がある。

　在宅復帰機能強化加算を受けるためには、診療報酬上、毎月の病床回転率を計算しなければ
ならないが、計算式の1か月の日数（分子）を1年365日を12か月で割った30.4日としなけ
ればならない。

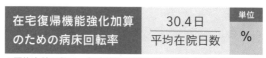

＊平均在院日数は一般病棟入院基本料の計算式に準ずる

地域に根ざした病院運営

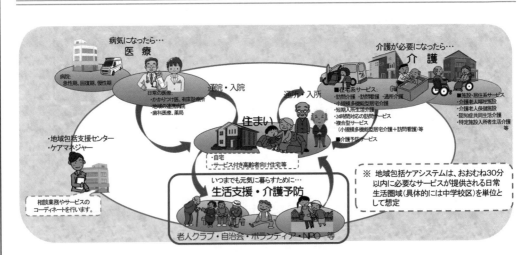

図3-6 地域包括ケアシステムの姿
出典／厚生労働省老健局振興課「介護予防・日常生活支援総合事業の基本的な考え方」より引用

　病院経営は、出来高払いの時代には病床稼働率を主として考えられてきた。しかし、診療報酬や政策の動向から考えると、病床回転率を高くして稼働率を維持することが急性期病院の課題となる。そのためにも適正な平均在院日数と安定した患者確保の病床運営を実施しなければならず、診療報酬上でも加算の対象となる、入院前からの退院支援に向けた取り組みが必要である。

　在宅復帰や地域連携を含めた地域の医療・介護資源を有効に活用できなければ、今後、病院経営は難しくなっていく。地域に根ざした病院運営を目指すうえで、地域の医療機関・介護施設との連携強化は大きな課題である。

　地域包括ケアシステムにおける5つの構成要素である「介護」「医療」「予防」の専門的なサービスと、「住まい」「生活支援・福祉サービス」が相互に関係し、連携しながら在宅療養の生活を支えることが求められている（図3-6）。今後、認知症高齢者の増加も見込まれており、地域で高齢患者の生活を支えることが必要になる。病院もその地域に必要な存在価値を考えなければならない時代となっている。

病院機能にかかわる指標
(6)外来患者1人当たり収益

外来患者1人当たり収益とは、外来患者が1回の診療でかかる検査や処置などの平均的な収益のこと。

外来患者1人当たり収益	$\dfrac{外来診療収益}{外来患者延数}$	単位 円

解説	外来患者1人当たり収益の影響

外来における診療報酬は出来高払いになる。DPC に参加している病院においては、入院前の外来で検査や処置などを実施することにより、入院中の（包括される）医療行為を極力少なくすることが望まれ、以前の出来高払いの時代より外来における1人当たりの収益は高くなっている（以前は入院しなくてもできる検査や処置なども入院中に実施していた）。DPC の定額払いが実施されてからは、入院基本料や入院中に発生する加算などを含め入院日数が短縮されれば、診療報酬算定費用（国民の医療費）が入院日数分減少されるので、医療費の高騰を避けられるしくみになっている。

Column

外来医療の役割分担

中規模以上の病院においては外来縮小が望まれており、同じ外来診療でも収入が低くなるしくみになっている。医師は外来業務よりできるだけ入院中の患者を診る比率を高くすることが優先され、また医師の業務負担軽減も含めて、診療報酬においては中規模以上の病院が外来患者を抱え込まないようになっている。その背景には医師の業務負担軽減も含まれている。

その指標として外来／入院比（→ p.48 用語の解説③）も活用できる。この値も高ければ高いほど患者の確保ができているということになり、経営的には安定性をみることもできる

が、病院規模が大きくなれば地域医療支援病院（→ p.48 用語の解説④）を目指し、地域診療所などで外来診療を行い、入院が必要な患者は病院で診療を受け、ある程度のフォロー期になったら、元の診療所で継続診療を行うことが望まれている。

Glossary

用語の解説

③ 外来／入院比（倍）

入院患者数に対して外来患者数がどれくらいであるかを表したもの

この比率から入院患者にバランスよく医療を提供できる体制であるかどうかを評価する。そのほか、適度に患者数を確保できているかなどの指標として活用する。

外来／入院比は、次の式で求められる。

$$\frac{1\ 日平均外来患者数}{1\ 日平均入院患者数}$$

④ 地域医療支援病院

地域医療支援病院とは、患者の紹介率・逆紹介率、そのほかの事項に医療提供体制が整備されていること。また、別に厚生労働大臣が定める施設基準に適合しているものとして地方社会保険事務局長に届け出た保険医療機関のことで、かかりつけ医を支援し、地域の医療を充実させることを目的として、2次医療圏ごとに整備されている病院である。

病院施設内の機器などの共同利用や地域の医療従事者向けの研修を実施するなどの200床以上の病院に認められている。紹介・逆紹介が積極的に行われていることが要件であり、紹介率80％以上もしくは紹介率65％以上かつ逆紹介率40％以上、紹介率50％以上かつ逆紹介率70％のいずれかを満たしていなければならない。

病院機能にかかわる指標
(7)紹介率・逆紹介率

紹介率とは、自院を受診した初診患者のうち、ほかの医療機関からの紹介で来院した患者の割合。

紹介率	$\dfrac{（紹介患者数＋救急患者数）×100}{初診患者数}$	単位
		％

逆紹介率とは、自院を受診した初診患者のうち、自院からほかの医療機関に紹介した患者の割合。

逆紹介率	$\dfrac{逆紹介患者数×100}{初診患者数}$	単位
		％

　紹介率・逆紹介率は、特に地域医療支援病院＊においては一定以上の紹介率・逆紹介率を満たすことが要件になるので、常に把握し、維持していなければならない。地域医療支援病院では紹介患者に対する入院診療加算がある。

　加算のない病院ではこの数字はあまり意味がないように見えるかもしれないが、実際は外来患者や入院患者の確保のための対策を検討する指標の一つとして重要である。

　外来からの入院率については、初診患者・再診患者・紹介患者・救急患者のうち、入院率が高い入院経路の患者グループはどれかを把握しておかなければならない。特に新入院患者では、紹介患者、救急患者の比率が高い傾向にある病院が多い。

　地域のニーズから考えても急性期医療を担う病院では、地域の診療所との連携強化をしなければならない。地域連携を強化・維持をするには、地域の診療所から患者の紹介を受けるだけでなく、診療所への患者の逆紹介もしっかりと実施することが重要である。

　また、診療所からの紹介患者が紹介状を持って来院された場合に、受付窓口の特別化や優先的に外来診療が受けられるなどの優遇があれば患者の満足度も確保される。そうすれば紹介患者側もメリットを感じ、紹介・逆紹介というしくみについて理解してもらえるだろう。

＊地域医療支援病院→「(6) 外来患者1人当たり収益」用語の解説④（p.48）参照。

入院経路を考えた新入院患者の獲得

　新入院患者の入院経路と経路別の入院率は、病院によって様々ではあるが、初診患者・再診患者・紹介患者・救急患者、それぞれの入院率を、しっかりと把握しておきたい。

　入院経路別の入院率で、救急からの入院率（％）は、

$$\frac{救急患者入院数 \times 100}{新入院患者総数（月間または年間）数}$$

で計算できる。

　紹介患者や初診患者、再診患者の入院率の計算では、初診患者は初診から入院までの検査などを含む数回受診の患者とし、再診患者は年に数回通院している慢性的な患者としてもよい。

　たとえば、1か月の入院患者を10人増やしたい場合。救急からの入院率25％であれば、新入院患者10人×救急入院率25％×100÷新入院患者10人＝40人ということで、救急患者40人増加すれば、1か月の入院患者を10人増やせることができるかもしれない。

　紹介患者も同様に計算し目標値を設定することもできる。なかなか計算どおりにはならないかもしれないが、目標値を定めれば達成感もあるだろう。ただし、それなりの人的資源やシステムなどの整備し投資しなければ単純には入院患者数を増やすことはできない。

　また初診患者をもっと増やし入院率を高めたいが、紹介率の計算上、あまり増えてしまうと紹介率が減るという現象もおこる。特に地域医療支援病院では望ましくない傾向になる。だからといって地域医療支援病院以外の病院においては初診患者を受け入れないということは地域密着を目指す病院ではあまり望ましくないが、最近の傾向として、診療報酬において中規模病院以上は外来数の減少を考慮していかなければならない議論もされている。

　最近はインターネットの検索による新規患者の来院も増えている。ただし、地方では、病院の選択は患者の交通アクセス、外来診療のかかりやすさが重視されることが多い。

　以上のことから、病院として新入院患者を増やすということを意図的に考えるのであれば、救急患者・紹介患者を増やすことを目標として対策を検討された方が現実的である。この意味でも紹介率・逆紹介率の把握が重要であり検討される材料にしたい。

医業収益にかかわる指標
(1) 入院診療収益

　病院における「収益性」を見るためには、医業収益と医業費用の関連を知る必要がある。病院の収入に影響されるもの、支出はどのようなものがあるかを、ここで解説する。

病院における医業収益

　病院の収入は、診療報酬による「入院診療収益」「外来診療収益」が主となり、その他の収入として、室料差額や文書料などの自費収入に分けられる（図3-7）。検診やドックなどの収入もあるので病院のスタイルによって違いはあるが、病院では大半が診療報酬による収入となる。

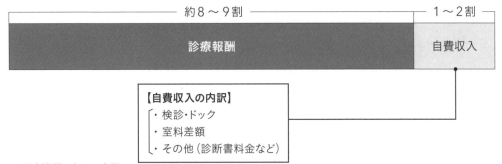

図3-7 医療機関の収入の内訳

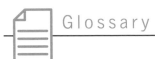

Glossary

用語の解説

⑤ 入院診療収益

入院診療収益とは、入院患者の診療や療養にかかる収益のこと。

　入院診療収益においては、これまで入院基本料の看護配置による収入が大きく影響していたが、今回（2018年）の診療報酬改定では、入院基本料が7対1から10対1へとシフトしてもそれほど病院経営に影響が出ないように配慮され入院基本料の区分が大幅に増えている。しか

し、2019年6月においては、以前7対1だった病院が10対1に切り替えた病院は3.5%であり、転換されていないことが事実である。本来、看護が望むのは10対1看護配置への誘導よりも、5対1看護配置の新設などにより急性期では看護師配置を手厚くすることが必要である。日本では患者数に対する看護師の数が諸外国に比べて少ないことから、安全・安心の看護体制を構築するのであれば、手厚い看護配置と夜間の看護配置の充実に向けた方向性が今後の課題と考える。

1　入院収益（入院基本料）

入院基本料は、入院時に行われる基本的な医学管理、看護、療養環境の提供を含む一連の費用を評価したものをいう。簡単な検査、処置等の費用を含み、病棟の種別、看護配置、平均在院日数等により区分されている。

例）一般病棟入院基本料（1日につき）2018年改定

急性期一般入院基本料

イ	急性期一般入院料1	1591点
ロ	急性期一般入院料2	1561点
ハ	急性期一般入院料3	1491点
ニ	急性期一般入院料4	1387点
ホ	急性期一般入院料5	1377点
ヘ	急性期一般入院料6	1357点
ト	急性期一般入院料7	1332点

一般病棟入院基本料においては、「重症度、医療・看護必要度」の測定によって患者割合から看護配置数の選択をする（図3-8）。以前は24時現在の「重症度、医療・看護必要度」の評価表を用いて看護職が測定していたが、DPCのEF統合ファイルデータに基づく計算方法のいずれかを選択することになった。

療養病棟入院基本料も細分化されており、入院基本料において生活療養を受ける場合は減算されるなどのしくみになっている。収入においては、特に医療区分の高い患者をどれだけ入院させられるかが大きく影響する。看護の質においては、日常生活や医療処置などの提供をしながら、一般病棟より看護配置が少ないなかでどれだけのサービスを提供できるかが課題となる。看護師や介護系職員の不足もあるなかで、一般病棟同様に手厚い看護・介護職の配置はどのようになるのか、療養病棟の今後の動向については注目されたい。

	【現行】	
	必要度 I	必要度 II
急性期 I	30%	25%
急性期 2	– （27%）	24% （22%）
急性期 3	– （26%）	23% （21%）
急性期 4	27%	22%
急性期 5	21%	17%
急性期 6	15%	12%
特定機能	28%	23%

	【2020年度改定後】	
	必要度 I	必要度 II
急性期 I	31%	29%
急性期 2	28% （26%）	26% （24%）
急性期 3	25% （23%）	23% （21%）
急性期 4	22% （20%）	21% （18%）
急性期 5	20%	18%
急性期 6	18%	15%
特定機能	－	28%

2020年度　急性期病院の重症度（看護必要度）変更

開頭手術	13 日間 （改定前 7 日間）
開胸手術	12 日間 （同 7 日間）
開腹手術	7 日間 （同 4 日間）
骨の手術	11 日間 （同 5 日間）
胸腔鏡・腹腔鏡手術	5 日間 （同 3 日間）
全身麻酔・脊椎麻酔の手術	5 日間 （同 2 日間）
救命等に係る内科的治療	5 日間 （同 2 日間）

重症度、医療・看護必要度におけるC項目の変更

図3-8　2020年度　急性期病院の重症度（看護必要度I・II）の変更部分および、C項目の変更部分

　療養病床の入院基本料についても、その他の入院基本料の範囲に加え、検査、投薬、注射および簡単な処置などの費用が含まれた包括払いが基本となっている。

2　その他の入院収益

　人員の配置、特殊な診療の体制など、医療機関の機能に応じて1日ごとまたは一入院ごとに算定する点数があり、入院基本料に加算できる。加算に関しては要件をしっかり読み込むことが重要であり、自院の加算関連の項目は看護管理者であれば確認を行いたい（表3-9）。
　看護の取り組みによって算定できる項目も多いため、現在の医療・看護に必要な項目かつ有効なケアであることが認められているものは、加算を積極的に活用したい。また、経営貢献だけではなく患者サービス・ケアの質向上により患者・家族の満足度を高めるためのツールとしても活用したい。

表3-9　入院基本料のほかに算定要件を満たす場合に加算できる主な項目

イ	総合入院体制加算	オ	精神科リエゾンチーム加算
ロ	地域医療支援病院入院診療加算	ク	強度行動障害入院医療管理加算
ハ	臨床研修病院入院診療加算	ヤ	重度アルコール依存症入院医療管理加算
ニ	救急医療管理加算	マ	摂食障害入院医療管理加算
ホ	超急性期脳卒中加算	ケ	がん拠点病院加算
ヘ	妊産婦緊急搬送入院加算	フ	栄養サポートチーム加算
ト	在宅患者緊急入院診療加算	コ	医療安全対策加算
チ	診療録管理体制加算	エ	感染防止対策加算
リ	医師事務作業補助体制加算	テ	患者サポート体制充実加算
ヌ	急性期看護補助体制加算	ア	褥瘡ハイリスク患者ケア加算
ル	看護職員夜間配置加算	サ	ハイリスク妊娠管理加算
ヲ	乳幼児加算・幼児加算	キ	ハイリスク分娩管理加算
ワ	難病等特別入院診療加算	ス	総合評価加算
カ	超重症児(者)入院診療加算・	メ	呼吸ケアチーム加算
	準超重症児(者)入院診療加算	ミ	後発医薬品使用体制加算
ヨ	看護配置加算	シ	病棟薬剤業務実施加算1
タ	看護補助加算	ヱ	データ提出加算
レ	地域加算	ヒ	入退院支援加算
ソ	離島加算		(1のイ、2のイ及び3に限る。)
ツ	療養環境加算	モ	認知症ケア加算
ネ	HIV感染者療養環境特別加算	セ	精神疾患診療体制加算
ナ	二類感染症患者療養環境特別加算	ス	薬剤総合評価調整加算
ラ	重症者等療養環境特別加算		
ム	小児療養環境特別加算		
ウ	無菌治療室管理加算		
ヰ	放射線治療病室管理加算		
ノ	緩和ケア診療加算		

```
例）入退院支援加算（退院時 1 回）
 1）入退院支援加算 1
     イ 一般病棟入院基本料等の場合        600 点
     ロ 療養病棟入院基本料等の場合       1200 点
 2）入退院支援加算 2
     イ 一般病棟入院基本料等の場合        190 点
     ロ 療養病棟入院基本料等の場合        635 点
 3）入退院支援加算 3                   1200 点
```

　看護における加算関連で注目されるのは、入退院支援加算や認知症ケア加算などで、今後の高齢社会における課題も含めて取り組まなければならない加算である。

　また、栄養サポートチーム加算については、要件が満たせず算定できなくても、医療サービスの機能として運用することが望ましい。栄養アセスメント、栄養指導、栄養サポートチーム、摂食嚥下機能の評価・訓練、経口摂取への移行などに向けた取り組みは、患者の治療から退院まで影響する重要な課題である。

3　特定入院料

　集中治療、回復期リハビリテーション、地域包括ケア入院医療などの特定の機能を有する病棟または病床に入院した場合に算定する点数である。入院基本料の範囲に加え、検査、投薬、注射、処置等の費用は包括される。特定入院料を算定する場合、看護管理者はそれぞれの算定要件をしっかりと把握しておかなければならない。

4　その他

　手術・麻酔においては出来高払いになっているため、手術料の算定が多くなれば 1 人当たりの入院収益・入院単価が向上する。リハビリテーションなどの提供単位数が増えれば、同様に入院収益増につながる。

医業収益にかかわる指標
(2)外来診療収益・その他

外来診療収益とは、外来患者の診療や療養にかかる収益のこと。

その他の収入とは、室料差額や文書料などの自費収入のほか、検診やドックなどの収入も含まれる。

外来診療における収入はすべて出来高での支払いになるため、実施された検査や処置などはそのまま外来収入になる。

外来単価を上げるのであれば、やはり慢性期などの治療・処置があまりなく内服などの継続的な治療を要する疾患の外来診療について、病院からかかりつけ医の診療所への移行を図ることも必要になる。そのうえで、初診患者や紹介患者・救急患者などの外来診療時間を有効に利用することで、外来患者数を増やすだけではなく、提供した診療内容による収入増を目指すことも必要である。

1 外来診療収益

外来における収益を上げるには、単に外来患者を増やすか、外来単価を上げるかのどちらかである。外来単価の全国平均は約13000〜14000円である。それより低い場合は何故低いのかを探らなければならない。単価の低い患者が多いのであれば、内服治療などをメインとした再診患者が多い事が考えられる。また、短時間の中で、診療から会計が行われていることから処置・検査・加算などが算定もしくは請求漏れの可能性も否定できない。また、外来患者を増やすことについては、再診を繰り返す患者の抱え込みよりか、中規模病院以上であれば、紹介や初診患者の獲得を目指し、救急患者も病院機能に応じて対応できるようにすることが重要である。

診療報酬には外来において初診・再診の収入がある。

初診料：288点　　再診料：73点

初診においては、初めて病院の外来で診察を行った場合に算定でき、違う病名で他科などを受診したときにも算定できる。ただし再診料はかなり低く設定されている。

病院として、多くの再診患者を抱えるかどうかなど、外来機能をどのように運用していくか検討する必要がある。病院の規模を考慮しながら地域において必要とされる外来を運用してい

かなければならない。

> ※　初診とは
>
> 　初診の定義については、以外と認知されていないことがあり、患者自身も混乱させているのが現状である。診療報酬で定められているのは次の定義である。
>
> 　患者が任意に診療を中止し、1月以上経過した後、再び同一の保険医療機関において診療を受ける場合には、その診療が同一病名又は同一症状によるものであっても、その際の 診療は、初診として取り扱う。

2　その他の収入

文書料

　病院におけるその他の収入の一つとして文書料がある。病院が患者や家族の依頼によって診断書や証明書などを発行し、病院で決められた文書料を徴収できることになっている。診断書の様式は提出先により異なっており、病院や生命保険会社などそれぞれ所定の様式がある。

　文書料の徴収については、厚生労働省の「療養の給付と直接関係ないサービス等の取扱い」（平17 保医発 0901002, 最終改定：平20 保医発 0930007）により、「公的保険給付とは関係のない文書の発行に係る費用」として認められており、金額については取り決めがないため、各病院によって設定される。基本的には周辺病院との差が出ないように配慮している病院が多く、文書料は病院規模や地域によって差があるようだ。

　ちなみに、文書料は医療費控除の対象にはほとんどならないので、高額な文書料で病院収入を増やすというのは、患者の負担が大きくなるため考慮されたい。

医業費用にかかわる指標
(1)材料費

病院における医業費用

　医業収入を得るためには様々な費用が必要となり、できれば支出は極力少なくするほうがよい。しかし、医療においては高額な材料費（医薬品費）や委託費、また、人件費も国家資格をもつ職種が多いため、一般的な会社よりも高額になる傾向がある。

材料費には、主に診療材料費・医薬品費・給食材料費・医療消耗器具・備品（固定資産税に計上されない金額の備品）がある。

　材料費は使用される頻度や原価によって変動するため、一律に高くなった／低くなったという評価にはならない。医療行為が増えれば材料費も増加し、医療行為が減れば材料費も減ることが多く、利益にも差が出てくる。

　看護管理者は、実際のケアに使用している材料などが大体いくらなのかを把握しておきたい。材料の紛失や破損などによる再購入も支出に影響するので、金額の大小だけでなく、その費用を知っておくべきである。

　診療材料費は、医療行為を行うにあたり直接的に使用される材料費と間接的に使用される材料費に分けられる。

　たとえば、中心静脈カテーテルを挿入する場合に発生する材料費は次のようになる。

直接材料費

　中心静脈カテーテルキット一式、麻酔などに使用する薬品やその他の薬品、カテーテル固定のためのドレッシング材、超音波ガイド下で行う場合の超音波機器、終了後のカテーテル位置の確認のための放射線機器など

間接材料費

　マキシマルプリコーション実施のためのキャップ・マスク・ガウン・手袋・オイフ関係、直接材料費で使用される器機の減価償却費など

　現在では、医療安全・感染制御に向けた取り組みとして、安全機能のついた医療器材や個人防護具などの使用量も多く、材料費として間接材料費の支出額が増えてきている傾向がある。

医療安全管理体制加算や感染防止対策加算も診療報酬で算定できるものの、材料費が極端に上がらないよう工夫しながら、最低限の品質は確保したい。

診療材料費

　診療材料費を削減させることは、病院経営には大きく貢献する。診療材料費の定義としては、「レントゲンフィルム、酸素、ギプス粉、包帯、ガーゼ、縫合糸など1回ごとに消費するものの費消額」（厚生労働省）で定義されているが、普段使っている診療材料の中で、①大量に使用されている材料（ディスポ製品の手袋やエプロン、吸引カテーテルなど）、②高額な材料（手術に使われるインプラントや心臓カテーテルなど）をリストアップし、市場価格と比較することが必要である。メーカーや卸業者による比較を行い、製品の質などを考慮して価格交渉を常に実施されるべきである。少額であるディスポ手袋であっても、1枚あたり1円下がるだけでも、使用量が多いため、材料費削減には大きなインパクトがある。年に2度の棚卸による材料の確認だけではなく、材料費をいかに抑えることができるかは管理者は意識しておきたい。

医業費用にかかわる指標
(2)医薬品費

医薬品費には、投薬用薬品・注射用薬品（血液・血液製剤類を含む）・試薬・造影剤・外用薬・歯科用薬剤が含まれる。（医薬品費は材料費として計上されることが多い）

解説	薬価の制度

　日本では、医療用医薬品には全国一律の公定価格である薬価が定められている。国民皆保険制度において、保険医療で使用する医薬品の品目と価格については厚生労働大臣が定めることになっており、保険医療で使用された医薬品については、請求額が一律になるしくみである。ここで定められている医薬品の「品目表」と「価格表」で、どれくらい請求できるのかがわかる。薬価基準で定められている医薬品に関しては、医療費として負担となる。

　ここで定められた薬価と医薬品の購入価格は必ずしも一致しておらず、その薬価と購入価格の差が大きければ大きいほど、病院の利益になる。

　医療費の高騰における一番の課題は医薬品であり、診療報酬には後発医薬品の使用割合によって段階的に加算する「後発医薬品使用体制加算」がある。諸外国では後発医薬品の普及率が高いが、日本では診療報酬で後押ししても、なかなか使用が促進されない現状がある。価格の安い後発医薬品を普及させることは患者の負担を軽減するのみならず、膨張する医療費に歯止めをかけることにつながり、そのメリットは大きい。

後発医薬品使用体制加算		
イ	後発医薬品調剤体制加算 1	47 点（75％）
ロ	後発医薬品調剤体制加算 2	42 点（80％）
ハ	後発医薬品調剤体制加算 3	37 点（85％）

　この加算は、当該保険薬局において調剤した、後発医薬品のある先発医薬品および後発医薬品を合算した規格単位数量に占める後発医薬品の規格単位数量の割合がどのくらいかで算定できるものである。2018 年の診療報酬改定で 2 段階から 3 段階の加算に変更された。

医業費用にかかわる指標
（3）給与費

給与費とは、病院に従事する役員や職員に支払われる給与や手当等のこと。手当には役職手当・住宅手当・家族手当のほか、夜勤手当や時間外手当も含まれる。

　どちらかというと給与費より人件費のほうがなじみがあると思うが、人件費には職員に直接的に支払う給与以外にも病院が負担している費用が含まれる。それらは法定福利費・法定外福利費・退職金のほかに、広義に解釈すれば教育訓練費や職員募集に関する費用なども含まれる（図3-9）。

　近年は、人材紹介会社への手数料、看護師の派遣などでは派遣職員費支出もしくは外注費として計上することもあるが、「ヒト」に関する経費削減することはなかなか難しく、業界全体が抱える悩みである。

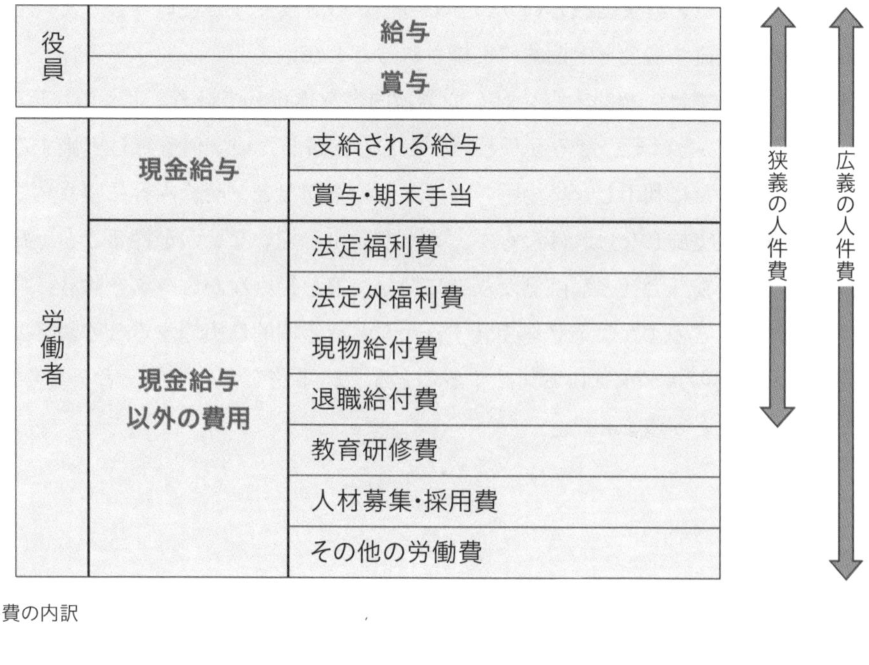

役員	給与		
	賞与		
労働者	現金給与	支給される給与	
		賞与・期末手当	
	現金給与以外の費用	法定福利費	
		法定外福利費	
		現物給付費	
		退職給付費	
		教育研修費	
		人材募集・採用費	
		その他の労働費	

（右側：狭義の人件費／広義の人件費）

図3-9　人件費の内訳

医業費用にかかわる指標
(4) 委託費

委託費とは、病院内の業務を外部の企業などに委託した場合に支払われる費用のこと。

業務委託費は「外注費」として計上されることもあり、病院で外部に委託される業務として次のようなものがある。

- ●検査委託費　　●給食委託費　　●寝具委託費　　●清掃委託費
- ●医事委託費　　●滅菌業務委託費

ほかにも、病院内の保安業務や医療機器の保守などを委託することもある。外部に業務を委託する際は、委託する業務や費用対効果、専門業者による技術の活用、安定した業務遂行などを検討し、自院で行う場合とどちらが効率的なのかを考えて実施することが重要である。

委託費においては、経費削減ということで金額だけを安くするということだけではなく、契約内容を双方で見直す機会を定期的に実施されることが望ましい。

委託会社にとっては、契約内容に対して業務内容を遂行している。しかし、「この仕事はムダでは?」ということは無いだろうかということも検討したい。何も毎日実施する必要がないような業務、めったに利用しない場所の清掃などの業務など、契約内容に盛り込まれていれば委託会社は契約上実施しなければならず、ムダが発生していないかを探ることを病院側もしなければならない。委託会社と病院側が双方に情報交換を行いながらムダを除き、病院職員への負担軽減のためにどのような業務を委託するかなどを定期的に実施することが必要である。また、委託する現場のスタッフにお任せすることなく、事務を含めて第三者を含めた情報交換、価格交渉をすることが望ましい。

収益性にかかわる指標
(1)医業収支率

病院における収益性

　ここでは、病院における医業収益、様々な医業費用の状況から病院経営がどのような状況なのか、病院経営の適正性について把握し、経営改善などに活用できる経営指標として「病院の収益性」という項目でまとめた。この経営指標から「病院の機能性」と比較して、経営的な分析を行い課題や問題点を把握することができる。

医業収支率とは、提供した医療が医業費用（給与費・材料費・経費など）に対して、入院・外来収益によってどの程度賄われているかを表す数字で、病院の収支状況を示す指標。

医業収支率	$\dfrac{医業収益 \times 100}{医業費用}$	単位 %

　医業収支率は本来100％以上になることが望ましい。この数字が100％を切ると赤字となるので、医業費用以上の医業収益を得るためにはどのような経営目標にするか、また医業費用のなかで固定費（→ p.63 用語の解説⑥）の削減や変動費（→ p.64 用語の解説⑦）を極端に増加させないなどの工夫が必要になる。

Glossary

用語の解説

⑥ 固定費

固定費とは必ず発生する費用のこと。
固定費には人件費や地代家賃、光熱水費、リース料や減価償却費などが含まれる。

⑦ 変動費

　変動費とは、売り上げの増減によって変動する費用のこと。変動費には主に材料費、消耗品費などがある。患者数や病名・治療方法などが一定ではないため、診療科によっては時期的に患者が多くなったり、高額な医療材料を必要とするため材料費が高くなったり、また、感染症が多い時期には感染防護具などの消耗品費が多くなったりする。そのため、変動費が高くなることがある。

Column

3割の病院が赤字経営？

　全日本病院協会の「平成29年度病院経営調査報告」（2017年5月状況調査）において、医業収支率の全国平均は103％である（表3-10）。それに比べて東京（100％）や指定都市（102.8％）で低くなっているのがわかる。

　また、医業収支率が100％を切っている病院の割合は全国で33％となっており（2017年）、赤字経営の病院が3割以上という計算になる。医業収支率は2016年より低くなっているものの、東京（35％）や指定都市（34％）で赤字となる病院が多い。都市部は地方に比べ人件費などが高くコストがかかることから、地方よりも赤字の病院が多いと考えられる（表3-11）。

表3-10　医業収支率の平均

	医業収支率（%）	
	平成29年	平成28年
総数	103.0	101.3
東京	100.0	101.2
指定都市	102.8	100.6
その他	103.5	101.6

出典／全日本病院協会：平成29年度病院経営調査報告（平成29年5月状況調査）より抜粋
https://www.ajha.or.jp/voice/pdf/keieichousa/h29keieichousa.pdf（最終アクセス：2019年2月14日）

表3-11　病院数の%、医業収支率別

医業収支率	総数		東京		指定都市		その他	
	平成29年	平成28年	平成29年	平成28年	平成29年	平成28年	平成29年	平成28年
総数	100	100	100	100	100	100	100	100
100%未満	33	35	35	44	34	34	32	35
100%以上	67	65	65	56	66	66	68	65

出典／全日本病院協会：平成29年度病院経営調査報告（平成29年5月状況調査）より引用
https://www.ajha.or.jp/voice/pdf/keieichousa/h29keieichousa.pdf（最終アクセス：2019年2月14日）

収益性にかかわる指標
(2)医業利益率

医業利益率とは、売り上げ（医業収益）のうちどれくらい利益が出たのかを示すもの。
医業利益について（→p.65用語の解説⑧）。

医業利益率 （%）	$\dfrac{\text{医業利益} \times 100}{\text{医業収益}}$

　病院における利益が売り上げに対して何%であるか、知らない看護師長も多い。「医療はもうかっているのではないか」というイメージがあるが、実際の利益率を知ることで病院経営の大変さが実感できる。特に医業利益率が高いのは、療養病床、精神科についで一般病院となっており、医業収益が高い一般病床の方が、利益率が低いのが現状である。また、一般病床では、診療科などの特徴によって、病棟ごとに利益率を知っておくのもよい。もしくは、疾患ごとにDPCの定額払いから推測をしたり、手術室においては、手術料から人件費や材料費などの金額から利益率を考えると、手術で使用される材料の選択をする目安にもなるので活用されたい。

Glossary

用語の解説

⑧ 医業利益

会計期間における入院診療収益、室料差額収益、外来診療収益等の医業収益から、給与費、材料費、経費等の医業費用を控除した額

　医業収益は、一般病院であれば約70%が入院収入であり、外来収入が25%くらいというのが平均である。医業収益に対する医業利益の割合を示したものが医業利益率である。

　一般企業や飲食店に比べると、病院の利益率はがっかりするほど低く、現場で一生懸命働いているわりには「もうけが少ない」と感じている人も多いのではないだろうか。

　利益が少ない場合は医業収益が足りないのか、支出とされる経費などが多いのかを分析しなければならない。

看護管理者として医業利益率を把握しておくことは大切である。物品や機器の購入の際に「これを買うためにはいくらの売り上げが必要なのだろうか?」といった経営的な感覚をもっているとよい。

　たとえば医業利益率が3%の病院であれば、3万円の車椅子(いす)を購入するには、いくらの売り上げが必要なのかを考えると100万円の収益が必要になる。病棟のおおよその入院単価がいくらで、あとどれくらい入院数が増えれば100万円の売り上げになり、3万円の利益が出るのかなどおおまかな計算をしてみるとイメージがしやすい。常に経営的な視点をもって管理業務にあたりたい。ちなみに、利益率3%であれば100万円の収益から、3万円の利益を出して3万円の物品を購入すると利益はゼロになることも頭に入れておきたい。

Column

病院はもうかるのか?

　「平成28年度病院の経営分析参考指標」(独立行政法人福祉医療機構[WAM])によると、医業収益対医業利益率は、一般病院0.3%、療養型病院4.7%、精神科病院2.5%である。急性期を担う一般病棟のほうが利益率は高そうなイメージがあるが、人件費や材料費などの医業費用も多いため、利益率は低くなる。

　利益率を上げるには、まず売り上げを伸ばすことが考えられる。企業であれば商品の値上げなどという方法もあるが、医療は公定価格となるため、病院が独自に値上げすることはできない。室料差額や医療文書料などは病院が独自に決められるが、それはあくまで姑息な手段である。売り上げを伸ばすには患者数か入院単価の増加を目指すことが優先される。

　費用の削減も利益率を上げるうえで重要な課題となるが、人件費を抑えるのはなかなか難しい。そのため安い材料を使う、無駄な光熱費や事務用品を抑えるなど日常の業務において簡単にできることから始めたい。こうしたことは経営貢献につながるため、看護管理者はマメなチェックを怠らないようにしたい。

　ちなみにほかの業種の利益率を見てみると、ソフトウェア関連でおおよそ20%前後、銀行や消費者金融で15%前後、製薬会社で8%前後となっている。

　また売り上げが低くても利益率の高い業種もあり、医療と他の業種を比較することは難しく、世の中では病院はもうかっているというのが一般的なイメージであるが、あまりそうではないのが現実である。

収益性にかかわる指標
（3）経常利益率

経常利益率とは、経常収益のうちどれくらい利益が出たのかを示すもの。

経常利益率	$\dfrac{経常利益 \times 100}{経常収益^*}$	単位 %

＊経常収益とは、医業収益に医業外収益を加えたもので、公的病院の場合、自治体からの補助金などが加えられ医業外収益として計上される。

経常利益率とは

　医業利益率は「医業収益から利益率はどのくらいかをみる指標」だが、経常利益率の場合は、医業外収益を加えた経常収益で利益率を計算する。

　特に自治体からの補助金は、金額が維持されていれば経営が安定する可能性もあるが、年々減らされていくことで経営状況が厳しくなっている公的病院もある。民間病院では多額な補助金は見込めないので、病院の経営的な安定を検討するのであれば、まずは医業収支率の分析を行い、医業利益率と経常利益率に分けて検討することが必要である。

　「平成28年度病院の経営分析参考指標」（独立行政法人福祉医療機構［WAM］）によると、経常収益対経常利益率は一般病院0.6%、療養型病院5.5%、精神科病院3.6%であり、医業外収益が含まれるので医業利益率よりは高くなる。

　2018年の診療報酬改定において、医業収益や入院単価などはアップしているが、支出が増加しているため経常利益率は低下している病院がほとんどである。2020年の改定後においても、医業収益、入院単価などの影響と人件費などを含む支出のバランスを保つことが望まれる。

補助金や助成金を上手に生かす

　補助金は病院で申請することによって年度ごとに補助されるものもあり、診療報酬上で看護師の負担軽減の項目にもある「病院内保育施設」も補助金の対象である。

例）病院内保育所運営費補助金
- **補助内容**

　病院内保育事業の実施に伴う保育従事者の人件費（給与、諸手当等）に対して補助を行う

　（保育所運営を委託している場合は、委託料のうち上記経費に該当するものに対して補助を行う）
- **補助対象**

　病院または診療所の開設者が運営する病院内保育施設（国、地方自治体が開設者の場合を除く）

　自治体によって補助内容や対象に違いがある場合もあるが、様々な制度を活用することも必要である。また補助金とは別に助成金もあり、職員の教育や研修、福利厚生として活用できるため、制度を把握しておくことも看護管理者には必要である。

医療機関や介護事業者が利用できる助成金の例
キャリア形成促進助成金、医療関係者研修費等補助金、一般教育訓練給付金、特定求職者雇用開発助成金、企業内人材育成推進助成金、中小企業基盤人材確保助成金

　看護においては、新人看護職員の研修の補助金や、特定行為研修にかかわる施設や受講者、受講させる病院にも助成金や補助金が出る制度がある。うまく活用して職員に還元し人材育成にも役立てて、経営にわずかでも貢献できるようにしたい。

収益性にかかわる指標
(4)給与費率・人件費率

給与費率とは、医業収益に対してどのくらいの給与費が使われているのかをみる指標。
人件費率とは、医業収益に対してどのくらいの人件費が使われているのかをみる指標。

給与費率 （もしくは人件費率）	給与費（もしくは人件費）×100 医業収益	単位
		%

給与費率もしくは現金給与以外の費用を含む人件費率で使われることがあり、医業収益に対してどのくらいの割合で給与費・人件費が使われているかをみる。給与費率・人件費率が低ければ医業収益に対しての費用負担が少なく経営的には安心であるが、安心・安全な医療・看護サービスを提供するためには適切な割合で維持することも考えなければならない。

給与費率・人件費率が高い場合

人件費率が高い場合は、必要以上に人件費がかかっていないか、人件費に見合った医業収益が得られているかの2点について検討しなければならない。人件費については、必要以上に人数が多くて人件費が高いのか、もともとの1人当たりの平均人件費が高いのか、もしくは人件費に含まれているその他の経費が高くなっているのかを検討し、良質な医療・看護を提供するための人件費として適切な比率を検討しなければならない。特に、1人当たりの人件費については、急性期病棟よりも慢性期病棟のほうが、勤務年数の長い経験豊富な看護師が多く働く傾向にあるので、人数は少なくても人件費が高くなることもある。

また、せっかくの人員が確保できているにもかかわらず、医業収益が目標どおりに得られていない場合は、人件費を減らすことを優先するのではなく、医業収益をどのように確保していくかというしくみを考えることが一番重要である。特に看護部は多くの人数を抱えていることから人件費削減となるとターゲットにされやすいが、看護サービスの質保障を考えると過剰な人件費でなければ看護部の数は維持したい。

前述もしているが、診療報酬改定後の病院収入が増えている病院が多い割には、それに準じた利益率を出している病院は少ない。その中で課題となるのが給与費である。また、給与費と同様に委託費も同時に検討しなければならない。

安易に人材流出をすると、のちに確保することに時間もかかり、医療・看護の質保障を考えたうえで、短期、中期的に人的資源を守ることが必要である。

人材の確保と給与の関係

　厚生労働省・病院経営管理指標に関する調査研究結果では一般病院の人件費率は53%前後で、慢性期病院の場合は60%前後というデータが出されている。病院は一般企業よりも人件費率が高いが、黒字経営の病院も多い。慢性期病棟も人件費率が高くなる傾向にあるが、経営が安定している病院も多い。

　看護職もそうだが、特に介護職などの給与に関する課題は、病院や施設の努力だけでは解決できない状況にある。今後、長期にわたって勤務を継続している介護職にはインセンティブがつくようになるが、介護職を目指す人たちを増やさなければならない状況を考えると、まだまだ問題は山積している。

　看護職においても、新卒の給与は他の医療職種より高い傾向にあるが、勤務年数が長くなると他の医療職種に比べて伸び率が低く、経験の長い中堅層の確保には給与において課題がある。

　また、医療費は全国一律のはずだが、看護職の給与は地域差も大きく、最低賃金の低い県にとっては人材確保が難しい。特に都市近隣の県は苦労しているのではないだろうか。

収益性にかかわる指標
(5)材料費率

材料費率とは、医業収益に対してどのくらいの材料費が使われているのかをみる指標。

材料費	$\dfrac{材料費×100}{医業収益}$	単位
		%

　医業収益が上がれば材料費も上がる傾向にあるので、材料費が高いか低いかを単独でみるのではなく、医業収益の増減と比較をして活用しなければならない。

　一般病院の材料費率は約20％前後が平均であり、この値が低くなれば経営的にもメリットが大きい。材料費を下げるには、価格交渉による材料費の削減を常に行わなければならないが、事務に任せるだけではなく、看護管理者の直接的な関与も必要である。看護の質を確保しながら材料費などのコントロールをすることが必要であり、必要なケアが安全に安価で提供できることが理想である。ただし、コスト重視ではなく、安全重視で物品などの選択をしたい。

　看護管理者は、院内や部署の適正な在庫管理による物品の配置、院内物流管理システム（SPD：supply processing distribution）などの有効活用、同じ材料でも品質が良く費用が安い医療材料の選定など、材料費削減に貢献できるようにしたい。

　医業収益が増加している病院も多い中、材料費も高くなる傾向にあるが、材料などの一般的な相場をリサーチし、経費削減を常に努めなければ赤字経営からの脱出はできない。

Column

在庫と利益の関係

　材料は大量に購入すると1つ当たりの単価が安くなる傾向にある。

　たとえば飲食店で生ビールを購入する場合、タンクで購入するが、10Lと20Lのタンクでは1杯当たりの生ビールの原価が違うため、原価の安い20Lのほうを選ぶことになる。つまり売値との差額が利益になるので、常に20Lのタンクで購入すれば利益率が高いのだが、生ビールのタンクは約1週間以内に使い切らねばならず、それ以降は品質が落ちてしまう。もし売れ残ったら期限切れの余った生ビールは捨てるしかなく、購入した原価以上の収入が得られずに損失となってしまう。

　病院で使う医療材料においても同じように使用量を考え、過剰に在庫を抱えるのではなく、損失を出さないようにすることが大切である。大量に使う物品は少しでも安く購入して、滅多に使用しない物品は損失しないように、物流に関してしっかりと把握し、適切に運用することが望まれる。SPDなどを利用している病院では、定期的に不動在庫をチェックし、物品の使用状況、在庫を管理し、適正な物品管理ができるようにしくみが必要である。

収益性にかかわる指標
(6)委託費率

委託費率とは、医業収益に対してどれくらいの委託費が使われたのかをみる指標。

委託費率	$\dfrac{委託費 \times 100}{医業収益}$	単位
		%

　外部に業務を委託して、経費削減や運営の簡素化などを進める病院も増えてきた。たとえば人材確保のための時間や業務負担を考えると、業務委託を選択することも必要になる。その委託業務が医業収益に対してどのくらいの比率で使われているのかをみるのが委託費率となる。

　委託費率は年間の費用がどのくらいなのかによっても変化するが、業務委託に支払う金額などの交渉や業者の選定に対して、事務管理部署と情報を共有し、看護側からの意見をしっかりと伝えるべきである。

　看護関連の業務委託をした場合に看護管理者として押さえておきたいのは、日常的な管理、労務管理、研修などの教育・訓練、健康管理、作業日誌などの台帳作成と保管など、業者から提供される業務の品質管理や、法的に定められている運用方法についてである。それらを確認し上手に運用することが必要である。

　また、委託費率については給与比率と合わせて検討したい。主には人的な業務を委託していることが多いので、その効果が病院経営にとって適正であるかを判断しなければならない。委託をする場合、教育研修に係る費用や採用に係る費用、制服など貸与、保険料などの病院負担などを考えると業務委託をするほうが、経営的に効果があるかもしれない等を考え、看護に係る委託業務をしっかりと点検してほしい。

財務諸表
財務諸表のイメージを理解しよう

財務諸表に関しては、普段の看護管理上の業務のなかで活用することは少なく、目にすることもほとんどないかもしれない。特に、認定看護管理者教育のなかでも財務諸表を理解するためのカリキュラムがあるが、そのような科目を受講する機会がない場合には、この項目は読まない、もしくは読みたくない、読んでも活用できない、読んでもわからないというのが現実である。財務会計を業務上活用することは少ないかもしれないが、項目の名称と、おおまかな内容だけは押さえておきたい。認定看護管理者の筆記試験においてもこの項目の正答率が低いのが現状なので、イメージできるくらいにはしておきたい。

解説	財務諸表とは

企業が活動していくうえで、元となる資金をどのくらい調達でき、その資金をどのように運用していくかを管理することが必要であり、労務管理や物品管理と同様に財務における管理（財務管理）をしなければならない。財務管理においては、株主や金融機関などの利害関係者（ステークホルダー）に企業の業績を把握してもらうために会計状況（財務会計）を提出しなければならない。また、自社の経営を最大限に生かすための社内向けに作成される会計（管理会計）を合わせて、企業の会計を作成することが必要となる。特に財務会計においては、決算時に作成されるのが財務諸表である。

財務諸表には、主に①貸借対照表、②損益計算書、③キャッシュ・フロー計算書があり、その意味と会計の構造だけでも知っておく必要があるが、最低限として名称だけでも覚えておきたい。また、医療法人においては医療法により財務諸表の作成義務があり、適正な運営を図るために医療法人自体も自律的に監査ができるような体制が求められている。地域医療の担い手として、経営の透明化のために、医療法人は指標の提供を目的として定められた書類を作成しなければならない（表3-12）。

医療法における財務諸表の作成義務

医療法（抜粋）

第五十一条　医療法人は、毎会計年度終了後二月以内に、事業報告書、財産目録、貸借対照表、損益計算書、関係事業者（理事長の配偶者がその代表者であることその他の当該医療法人又はその役員と厚生労働省令で定める特殊の関係がある者をいう。）との取引の状況に関する報告書その他厚生労働省令で定める書類（以下「事業報告書等」という。）を作成しなければならない。

4　医療法人は、事業報告書等について、厚生労働省令で定めるところにより、監事の監査を受けなければならない。

5　第二項の医療法人は、財産目録、貸借対照表及び損益計算書について、厚生労働省令で定めるところにより、公認会計士又は監査法人の監査を受けなければならない。

第五十二条　医療法人は、厚生労働省令で定めるところにより、毎会計年度終了後三月以内に、次に掲げる書類を都道府県知事に届け出なければならない。

一　事業報告書等

二　監事の監査報告書

三　第五十一条第三項の社会医療法人にあっては、公認会計士等の監査報告書

　医療法人経営の透明化のために、会計基準の適用、会計監査の義務化、財務情報の公告、そして関係事業者との取引報告書の提出が義務付けられた。

　これらの義務が記された規定は、2017年4月2日以降に開始する事業年度から適用される。通常は3月31日決算である医療法人の場合、2018年4月1日以降に開始する事業年度から適用されることになる。

表3-12　作成および公告が必要な書類について

種類	医療法第51条第2項に該当する医療法人・社会医療法人	左記以外の社会医療法人	左記以外の医療法人
貸借対照表	作成および公告義務（注1） ★監査対象	作成および公告義務（注3）	作成義務（注3） ※法改正前と同じ
損益計算書	作成および公告義務（注1） ★監査対象	作成および公告義務（注3）	作成義務（注3） ※法改正前と同じ
財産目録	作成義務（注2） ★監査対象	作成義務（注3）	作成義務（注3） ※法改正前と同じ
附属明細表	作成義務（注2）	任意	任意
純資産変動計算書	作成義務（注2）	任意	任意
関係事業者との取引に関する報告書	規則に定める基準に該当する場合には作成（注3）	規則に定める基準に該当する場合には作成（注3）	規則に定める基準に該当する場合には作成（注3）

（注1）医療法人会計基準で定める貸借対照表および損益計算書の作成および公告にはその注記も含む
（注2）運用指針（平成28年4月20日医政発0420第5号）で定める様式を使用すること
（注3）医療法人における事業報告書等の様式について（平成19年3月30日医政発第0330003号）で定める様式を使用すること

1　貸借対照表

　貸借対照表は、B/S（バランスシート）とよばれているが、あまり現場で目にすることもなく、財務・経理部門や経営者の活用がほとんどである。病院や法人などがどのような資金調達をして運用しているのかが見えるよう、財政状況を明確にすることを目的として作成されている。すなわち、プラスの財産である資産と、マイナスの財産である負債とのバランスを見ることができる財政状況を判断することができる表である。

　年度末などの（法人などが定めた）決算日に資産と負債、純資産を表にまとめ、主として経営の安定性を把握することができる。四半期ごとや半期ごとに作成されているのが一般的である。

　貸借対照表は、左側に「資産」右側に「負債」「純資産」となっており、左側と右側の合計した金額が一致することになっている（図 3-10, 11）。

資産 ＝ 負債 ＋ 純資産

　「負債」が大きくなれば「純資産」が小さくなり「自己資本比率」が低くなる。もちろん、病院の財務状況を把握するうえでは、「負債」の金額が小さいほうが、健全経営となり安全性が高くなるので望ましい。

自己資本比率（％）　純資産 ÷ 総資産

・**資産**

　資産とは、病院が持っている財産全体であり、不動産や建物、預貯金などが含まれ、医療における高額な器機や棚卸しにおける保有した物品なども資産である。また、病院の経営に大きく影響する未収金も資産として計上され、未回収であっても実際は売り上げとなっているので資産に計上しなければならない。未収金に関しては病院においても大きな課題の一つであり、法的にも対策を講じなければ、ますます増えていく傾向である。

　表には、現金化しやすい項目から順に、**流動資産、固定資産、繰延資産**が記載されている。

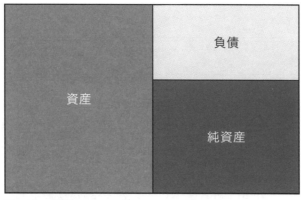

図3-10　貸借対照表

資産の部	負債の部
【流動資産】	【流動負債】
現金・預金	買掛金
医業未収金	その他
その他	
	【固定負債】
【固定資産】	長期借入金
《有形固定資産》	その他
《無形固定資産》	負債合計
《その他の資産》	
	【出資金】
【繰延資産】	【利益剰余金等】
	純資産合計
資産合計	負債・純資産合計

図3-11　貸借対照表の項目例

・**負債**

　負債という言葉からイメージするのは、家計簿における借金というのが一般的である。負債は他人資本であり、もちろん返済することを前提に、病院がお金を借りることや物を購入するなど支払い義務がすでに発生しているものである。

　負債についても現金化しやすい順番に並べられ、**流動負債・固定負債**が記載されている。

・**純資産**

　純資産については主に「自己資産」であり、資本余剰金や利益余剰金など返済することがない資産に対する項目である。基本的には、資産から負債を引いた金額であり、病院が保有して

いる財産である。

2 損益計算書

損益計算書（表3-13）は、「Profit and Loss Statement」を略して「P/L」とよばれている。どれくらいの売り上げ（収益）を上げ、費用としてどれくらいの支出（費用）があったのかを見ることができ、どれくらいの利益を上げられたかを知る経営の成績表である。

> 損益計算書　収益 － 費用 ＝ 利益

この指標は、よく看護協会などの総会などでも議論される配布される資料として添付されているので目にすることも多く、イメージしやすいだろう。

損益計算書は、病院の運営に対し、どのような成果として利益を出すことができたのか、もしくは損失をしたのかを把握することができ、病院としては「どのような費用を使い、増えたのか、減ったのか」「どれだけ収益が上がったか、下がったか」そして「どれくらいの利益を上げることができたのか、できなかったのか」を読むことができる。

また、損益計算書から「固定費」と「変動費」を分け損益分岐点を見ることができる。損益分岐点は、病院の黒字か赤字の境界線を知っておき、「どのくらい病院の売り上げを上げればいいのか、入院収益と外来収益はどこまで上げなければならないのか」などの目安を知っておくことが大事である。特に入院収益は病院経営に大きく影響するので、損益分岐点として、どれくらいの病床の稼働を維持することが大事なのか、稼働がどのくらい落ちると赤字になるのかという経営目標として活用することができる。給料が安いとスタッフから文句を言われるのは管理者も頭を悩ますところだが、どれくらいの利益を上げないと病院運営できないのかをしっかり指導することも大切で、給料が安いという不満に対しても解答できるようにしたい。意外と病院は儲かっていないという事実を知ることも大事である。

損益計算書では、収益・費用・利益の区分で記載さ

表3-13　損益計算書の構造

区分
1．医業収益
①入院収益
②外来収益
③その他医業収益
2．医業費用
①給与費
②減価償却費
③その他
医業利益
3．医業外収益
①他会計補助金
②他会計負担金
③長期前受金戻入
④その他
4．医業外費用
①支払利息および企業債取扱諸経費
②その他
医業外利益
経常利益
5．特別利益
6．特別損失
当期純利益

れているが、すべての収益からすべての費用から利益という記載だけではなく、利益の区分として「**事業利益**」「**経常利益**」「**税引前当期純利益**」「**当期純利益**」に分けられる。

1 事業利益

事業利益は、病院の収益からの利益が得られているのかを把握することができる。事業収益は、病院としての本業である医療を提供した対価として得られる収益である。

$$事業利益 ＝ 事業収益 － 事業費用$$

2 経常利益

経常利益は、医療における利益以外の収益や費用をまとめたものであり、事業収益には受け取った利息が、事業外費用については支払った利息なども含まれる。自治体などの多くは補助金なども含めた収入として計上する。

$$経常利益 ＝ 事業収益 ＋ 事業外収益 － 事業外費用$$

3 税引前当期利益

税引前当期利益は、法人税などの納めなければならない税金を支払う前の利益額である。

$$税引前当期利益 ＝ 経常利益 ＋ 特別利益 － 特別損失$$

特別利益は、継続的な収入ではなく一時的に発生した利益であり、本来の業務で得た利益ではないため通常の業績とは別に考えなければならない。特別損失も同様であり、一時的な損失であり通常は発生しない例外としてとらえてもよい。

4 当期純利益

決算の当期利益から、「法人税」「法人住民税」「法人事業税」を差し引いた、最終的な利益が当期純利益である。

$$当期利益（純利益）＝ 税引前当期利益 － 法人税等（法人税＋法人住民税＋法人事業税）$$

損益計算書において利益の種類によって経営状況を把握することができる。経営の情報を定

期的にみることも必要であり、経営目標に対する結果を決算からしっかりと評価することに活用したい。

3　キャッシュ・フロー計算書

キャッシュ・フロー計算書（C/F）は、病院における資金の増減を明確にし、お金の流れを見ることができる。会計上では利益があるからといっても、実際の現金が必ずしも一致することはなく、手元の金が増えなければ、支払いや借入金などの支払いのために借り入れが必要になってしまう。実際の病院経営を把握するためには、キャッシュ・フロー計算書（表3-14）と損益計算書（表3-13）の両方から経営状況を見ることで「黒字倒産」ということにならないようにしたい。

キャッシュ・フロー計算書は「**事業活動**」「**投資活動**」「**財務活動**」に区分されており、それぞれの資金の増減や、資金調達、消費の増減を把握することができる。

I　事業活動によるキャッシュ・フロー

「通常の病院業務からどのくらいの資金を生み出すことができているのかを把握する項目である。これがプラスになると病院の事業としての成果を示すことができ資金繰りが良好な状態である。マイナスであれば、うまく資金の有効活用ができていないことを検討しなければならない。

事業活動におけるキャッシュ・フローは「**直接法**」と「**間接法**」があり、主要な取引として物品などの材料の仕入れや、経費・給与などの支払いなどを総額表示する方法が「直接法」である。「間接法」はキャッシュの動きを見ることができ、税金等調整前当期純利益に減価償却などの非資金損失項目、事業における資産などの負債増減、投資による財務活動の損失の項目を加減して明確にするため損益計算書がベースとして作成される。

2　投資活動によるキャッシュ・フロー

設備投資など固定資産の取得や売却から生じる資金の増減である。固定資産などを売却した場合にはプラスになり、固定資産などが増えるとマイナスになるので設備投資を積極的に行っている状態である。また、リース契約などをしている場合には「投資活動によるキャッシュ・フロー」には含まれない。

3　財務活動によるキャッシュ・フロー

資金の調達活動から資金の増減を表している。資金の調達方法や返済などが含まれ、融資や出資などを受けているとプラスになり、借入金などを自力で返済しているとマイナスになるの

で、積極的な返済が実施されていることがわかる。

表3-14 キャッシュ・フロー計算書

区分	金額
①事業活動によるキャッシュ・フロー 税引前当期純利益 減価償却費 医業債権の増減額 棚卸資産の増減額 仕入債務の増減額　他	
②投資活動によるキャッシュ・フロー 有形固定資産の取得による支出 有形固定資産の売却による収入　他	
③財務活動によるキャッシュ・フロー 長期借入による収入 長期借入金の返済による支出　他	
④現金等の増減額	
⑤現金等の期首残高	
⑥現金等の期末残高	

財務諸表のイメージを理解しよう

Column

減価償却って何？

減価償却という言葉はよく使われているが、「実のところ、減価償却って何？」ということを聞くことも少なくない。減価償却とは、高い金額の設備などを取得した段階で、金額のすべてを経費として計上するのではなく、分割して1年ずつ計上することである。原価償却の対象資産を、使用できる期間で分割し計上することになる。

減価償却の計算方法には「定額法」と「定率法」がある。

1 定額法

固定資産の種類においては「定額法」しか提要しないこともある。「定額法」は毎年同額を減価償却費として計上する方法で、使用する年数に応じて、少しずつ費用として計算される。

たとえば、500万円の医療機器を購入した場合には、初年度に経費として全額を計上すると、次年度以降も医療機器が使用されていても経費は計上されないので、損益のバランスを考慮して、購入額が500万円で耐用年数が5年の場合、500万円を5分割して毎年100万円ずつ計上することによって、損益計算をすることができる。

2 定率法

「定率法」は、一定の割合で償却していく方法であり、初年度には大きな金額で計上され徐々に少なくなっていくため、経営に余裕がある場合には定率法を選択することもある。

耐用年数ってどのくらい？

耐用年数については、建物は木造、鉄骨鉄筋コンクリートなどの種類によって11〜50年に分けられている。たとえば、車は4〜5年、ベッドは8年、カーテンは3年などと定められており、国税庁のホームページにも耐用年数表が掲載されている。

chapter

4

経営指標を
調べよう

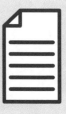

経営指標を調べよう
自院の経営指標を導き出すワークシート

解説	経営指標作成のために必要な情報

厚生労働省における病院経営指標に基づき病院の経営状況をみるためには、自院の情報が必要になる。以下の項目がわかれば、計算式に基づき経営指標をみることができるので情報収集をしてみたい。

調べて書き込んでみよう!

項目	数値	
医業利益		(円)
医業収益		(円)
入院診療収益		(円)
室料差額等収益		(円)
経常利益		(円)
経常収益		(円)
病床数		(床)
医療材料費		(円)
医薬品費		(円)

人件費		（円）
委託費		（円）
原価償却費		（円）
経費		（円）
医師人件費		（円）
看護師人件費		（円）
職員１人当たり人件費		（円）
常勤医師数		（人）
非常勤（常勤換算）医師数		（人）
常勤看護師数		（人）
非常勤（常勤換算）看護師数		（人）
常勤職員数		（人）
非常勤職員数（常勤換算）		（人）
在院患者延べ数		（人）
外来患者延べ数		（人）

新入院患者数		（人）
退院患者数		（人）
許可病床数		（床）
1日平均入院患者数		（人）
1日平均外来患者数		（人）
救急要請件数		（件）
救急車受入件数（医療機関からの転院要請は除く）		（件）
退院患者のうち外部機関を交えたカンファレンス記録のある患者数		（人）
初診患者数		（人）
紹介患者数		（人）
逆紹介患者数		（人）

解説 病院経営指標の計算表

必要な病院の情報が収集できたら計算式に基づき計算をしてみる。自院の前年度比較や、厚生労働省における病院経営指標の調査結果が毎年公表されているので「一般病院」「ケアミックス病院」「療養病院」「精神病院」に分類から、自院の機能に基づき比較することもできる。
病院経営指標については「収益性」「機能性」のみを示して一部の項目と「安全性」については割愛した。

1 収益性

経営指標	計算式		結果
医業利益率	$\dfrac{\text{医業利益}\times100}{\text{医業収益}}$ $\rightarrow$		$=$ (%)
経常利益率	$\dfrac{\text{経常利益}\times100}{\text{経常収益}+\text{医業外収益}}$ $\rightarrow$		$=$ (%)
病床利用率	$\dfrac{\text{1日平均入院患者数}\times100}{\text{平均許可病床数}}$ $\rightarrow$		$=$ (%)
医療材料費比率	$\dfrac{\text{医療材料費}\times100}{\text{医業収益}}$ $\rightarrow$		$=$ (%)
医薬品費比率	$\dfrac{\text{医薬品費}\times100}{\text{医業収益}}$ $\rightarrow$		$=$ (%)
人件費比率	$\dfrac{\text{人件費}\times100}{\text{医業収益}}$ $\rightarrow$		$=$ (%)
委託費比率	$\dfrac{\text{委託費}\times100}{\text{医業収益}}$ $\rightarrow$		$=$ (%)
減価償却費比率	$\dfrac{\text{減価償却費}\times100}{\text{医業収益}}$ $\rightarrow$		$=$ (%)
経費率	$\dfrac{\text{経費}^{*}\times100}{\text{医業収益}}$ $\rightarrow$ ＊経費＝医業費用−（人件費＋材料費＋減価償却費）		$=$ (%)
医師人件費比率	$\dfrac{\text{常勤（非常勤）医師給与・賞与}}{\text{医業収益}}$ $\rightarrow$		$=$ (%)
看護師人件費比率	$\dfrac{\text{常勤（非常勤）看護師給与・賞与}}{\text{医業収益}}$ $\rightarrow$		$=$ (%)
職員1人当たり人件費	$\dfrac{\text{給与費}}{\text{常勤＋非常勤（常勤換算）職員数}}$ $\rightarrow$		$=$ (千円)
職員1人当たり医業収益	$\dfrac{\text{医業収益}}{\text{常勤＋非常勤（常勤換算）職員数}}$ $\rightarrow$		$=$ (千円)

2 機能性

経営指標	計算式		結果
平均在院日数	$\dfrac{在院患者延数}{(新入院患者数＋退院患者数)×1/2}$	→ □□	= □ （人）
外来入院比	$\dfrac{1日平均外来患者数}{1日平均入院患者数}$	→ □□	= □ （人）
1床当たり1日平均入院患者数	$\dfrac{在院患者延べ数}{許可病床数×365日}$	→ □□	= □ （人）
1床当たり1日平均外来患者数	$\dfrac{外来患者延べ数}{許可病床数×365日}$	→ □□	= □ （人）
患者1人1日当たり入院収益	$\dfrac{入院診療収益＋室料差額等収益}{在院患者延べ数＋退院患者}$	→ □□	= □ （人）
患者1人1日当たり入院収益（室料差額徐）	$\dfrac{入院診療収益}{在院患者延べ数＋退院患者}$	→ □□	= □ （人）
外来患者1人1日当たり外来収益	$\dfrac{外来患者収益}{外来患者延べ数}$	→ □□	= □ （人）
医師1人当たり入院患者数	$\dfrac{1日平均入院患者数}{常勤＋非常勤（常勤換算）医師数}$	→ □□	= □ （人）
医師1人当たり外来患者数	$\dfrac{1日平均外来患者数}{常勤＋非常勤（常勤換算）医師数}$	→ □□	= □ （人）
看護師1人当たり入院患者数	$\dfrac{1日平均入院患者数}{常勤＋非常勤（常勤換算）看護師数}$	→ □□	= □ （人）
看護師1人当たり外来患者数	$\dfrac{1日平均外来患者数}{常勤＋非常勤（常勤換算）看護師数}$	→ □□	= □ （人）
職員1人当たり入院患者数	$\dfrac{1日平均入院患者数}{常勤＋非常勤（常勤換算）職員数}$	→ □□	= □ （人）
職員1人当たり外来患者数	$\dfrac{1日平均外来患者数}{常勤＋非常勤（常勤換算）職員数}$	→ □□	= □ （人）
救急車受入率	$\dfrac{救急車受入件数}{救急要請総件数（医療機関からの転院要請は除く）}$	→ □□	= □ （人）
ケアカンファレンス実施率	$\dfrac{退院患者のうち外部機関を交えたカンファレンス記録のある患者数}{退院患者数}$	→ □□	= □ （人）
紹介率	$\dfrac{紹介患者数＋救急患者数}{初心患者数}$	→ □□	= □ （人）
逆紹介率	$\dfrac{逆紹介患者数}{初診患者数}$	→ □□	= □ （人）

やってみよう① 平均在院日数を1日短縮するには 何人の新入院・退院総数が必要？

おおよその目安として新入院患者と退院患者の合計数がどのくらい必要かを計算する。

■必要な情報

入院患者延べ数 ☐ 人   新入院患者数 ☐ 人

平均在院日数 ☐ 日   退院患者数 ☐ 人

現在の数を調べる

入院患者延べ数 ÷ 平均在院日数 ＝ （新入院患者数＋退院患者数） ÷ 2

① ＿＿＿＿＿＿ ÷ ② ＿＿＿＿＿＿ ＝ ③ ＿＿＿＿＿＿

平均在院日数を短縮

入院患者延べ数 ÷ 目標平均在院日数 ＝ （新入院患者数＋退院患者数） ÷ 2

① ＿＿＿＿＿＿ ÷ ④ ＿＿＿＿＿＿ ＝ ⑤ ＿＿＿＿＿＿

必要患者数　　　　　　　　　　　　　現状患者数
（新入院患者数＋退院患者） ÷ 2 － （新入院患者数＋退院患者数） ÷ 2

⑤ ＿＿＿＿＿＿＿＿＿＿＿ － ③ ＿＿＿＿＿＿＿＿

（新入院患者数＋退院患者） ÷ 2 の増加数
＝⑦ ＿＿＿＿＿＿＿＿＿ （人）

新入院患者と退院患者数は

⑦ ＿＿＿＿＿＿ 人ずつ増加すれば在院日数が短縮される。つまり

⑦ ＿＿＿＿＿＿ （人）×2＝ ＿＿＿＿＿＿ 人の新入院・退院数の総数が目標値！

やってみよう② 病床利用率を上げるために必要な新入院患者数は？

■必要な情報

①病床数 〔　　　〕床　　　③病床利用率 〔　　　〕%

②1日平均入院患者数 〔　　　〕人　　　④平均在院日数 〔　　　〕日

1) 現在の病床利用率

病床数　　　÷　　1日平均入院患者数　＝　病床利用率

①＿＿＿＿＿床 ÷ ②＿＿＿＿＿＿人 ＝ ③＿＿＿＿＿＿%

2) 病床利用率を上げる

病床数　　　×　　目標病床利用率　＝　1日当たり入院患者必要数

①＿＿＿＿床 × ④＿＿＿＿（%） ＝ ⑤＿＿＿＿＿＿＿人

目標病床利用率　－　現在の病床利用率　＝　病床アップ率

＿＿＿＿＿＿% － ③＿＿＿＿＿% ＝ ＿＿＿＿＿%

1日当たり入院患者必要数　×　月の日数　＝　月入院患者必要延べ数

⑤＿＿＿＿＿人 × 30.4日 ＝ ⑥＿＿＿＿＿＿人

月入院患者必要延べ数　÷　平均在院日数　＝　月新入院患者の目標数

⑥＿＿＿＿＿人 ÷ ⑦＿＿＿日 ＝ ⑧＿＿＿＿＿人

病床利用率を上げるためには、

＿＿＿＿＿＿人　新入院患者が確保できれば病床利用率＿＿＿＿＿＿%アップ！

おまけ 新入院患者数を増加させるために必要な 救急患者・紹介患者数を求める

救急患者入院率や紹介患者入院率からどのくらいの割合で入院しているかがわかるため、自然増の外来入院率をおおまかに計算し、救急患者・紹介患者をどのくらい増加させれば新入院患者数が増えるかを目標値に加える。

自院の経営指標を導き出すワークシート

chapter
5

看護師長なら知っておきたいチームで行う病棟経営の知識

看護師長なら知っておきたいチームで行う病棟経営の知識

チームで行う病棟経営の要点

| 解説 | まずは診療報酬について知る |

　病院では様々な職種が働いているが、それぞれの職種ごとに診療報酬などの要件に沿って業務を展開している。診療報酬では、それぞれの職種が個別に提供する医療サービスだけではなく、患者の入院から退院までに必要なチームによる取り組みまでが評価される。病院にある資源を最大限に生かして医療サービスを提供するためにも、他職種における経営参画についても理解を深めたい。

　診療報酬については2年に1度の改定で、新項目については必ずチェックしなければならない。また、既存の項目についても補足が含まれているので、そちらも遵守できているかを常にチェックしたい。万が一、適時調査などで要件を満たさなければ、多額の返金になることも考えられる。そのためにも、診療報酬のしくみとともに、診療報酬改定の前年だけでもよいので、厚生労働省の動きや検討している内容は早期にチェックしたい。要件が変更される背景には様々な調査による事実があり、日本の医療の現状も把握できるので、看護管理者は情報をしっかりと把握しておきたい。そうすれば、診療報酬が改定されてから対応するのではなく、すでに行っていた取り組みに診療報酬がついてくる、というふうに先手を打つことができる。

　診療報酬上の加算などは、「売上増」という観点も重要だが、現在の日本の医療に求められている「理想」を示していることも重要である。効果が見込まれるからこそ点数が加算されるわけで、やらなければならないこととして取り組む必要がある。

　たとえば「入院診療計画書」は、以前は作成すると算定できた加算項目であるが、後に「減算」の対象となり、現在では当たり前のように作成しなければならない入院基本料の要件に含まれている。褥瘡・医療安全・感染制御なども時代の変化とともに、入院基本料の項目になりやっていて当たり前となっている。加算項目は常にチェックし早期から開始できるような体制は作っておきたい。

解説	リハビリテーションへの期待と手術件数増加による収入・支出を考える

1 リハビリテーション

　DPC 参加病院の場合、リハビリテーションについては定額払いではなく出来高払いである。つまり、リハビリテーションを実施する「ヒト」の数で最大提供単位数が変わってくる。リハビリテーションの提供単位を増加させることで、入院単価を上げ、医業収益を伸ばすことができる。

　しかし、それだけではない。リハビリテーションには、患者の在院日数や合併症の予防など、様々な効果が期待される。患者にとっても短い入院期間で退院できれば医療費の負担が少なくなり、たとえリハビリテーションの提供単位数が増えたとしても、入院が短くなるほうが高騰する医療費の歯止めとなることも考えられる。

　退院支援においても、日常生活動作（ADL：Activities of Daily Living）の回復によって在宅を選択できるにもかかわらず、排泄機能が自立していないため在院日数が延長され在宅への復帰が難しくなっているのは明らかにされている。今後、高齢者が多くなる急性期病院においても、リハビリテーションが充実しているか否かが病院経営にも大きく影響される。

2 手術

　手術・麻酔においても出来高払いとなるため、件数が増えると入院単価は上昇する。ただし、手術件数を増加させるということは、手術室の数、手術術者・麻酔科医の充実、看護師数なども必要になるため、病院規模に応じてバランスを考える必要がある。

　手術については、病棟看護師にとってはイメージがつきにくいかもしれないことで、どの手術がどのくらいの金額になるのかなどもわからない方が多い。医師については自分が執刀する手術の点数はきちんと把握されており、経営的なインパクトも考えられているだろう。しかし、手術には多額な手術材料などが使用されているので、実際の手術点数との比較をした利益率については把握されていないこともある。

　たとえ手術件数増加により入院単価が上がったとしても、利益に関してはどのくらい伸びているのかは手術術式によっても変わるので、収入と支出に対しては術式ごとに検討してほしい。ただし、術後の管理については、DPC では定額点数に含まれているので、手術単独で利

幅を評価することは避けたい。

　また、近年厚生労働省からの通達でリユースなどが厳しくなっている反面、高度化する手術で多額な材料が必要となることもある。どこまで支出を抑えられるかは、手術室スタッフだけではなく物品購入や価格交渉を担当する部署と一緒に検討する必要がある。

解説	入院から退院までのプロセスが経営に与える影響

　入院患者の獲得については外来からの自然増だけではなく、病院努力によってできるのが「紹介患者」「救急患者」の増加による入院患者の獲得である。紹介患者を増やすためには、近隣の診療所や介護施設との連携はもちろん有効であり、地域性もあるので個々の病院努力は継続して実施していなければならない。

1　救急患者の増加について

　救急患者の増加については、救急隊にお願いをしたからといって急激に増えるわけではないし、地域や季節によっても救急の出動件数は変わってくる。まずは、救急件数を増やすことより、お断りをする件数を減らすことから始めたい。しかし、断らないためには救急に携わる医師の診療科や数、看護師、検査関連の技師、受付、入院を受け入れる病棟看護師などを含めた、様々な職種で救急患者を受け入れるしくみを検討することが必要である。

　また、タクシー代わりに救急車で来院する患者もまだまだ少なくはないので、2次救急などでは救急受け入れ件数が増えても、入院数・入院率が伸びないこともある。

2　入退院支援で算定をとる

　看護にとって診療報酬で注目すべきなのは入退院支援である。入院前から退院に向けた取り組みが評価され、退院支援が患者の回復過程と適正な入院日数をマッチングさせるために必要な病院機能である。

　診療報酬では「退院調整」から始まり、長期入院をしている患者が退院すると高く評価されていた。しかし、現在では「退院支援」と名称が変更され、予定していた在院日数で早期に退院すると点数が高く評価されるようになった。

　退院支援の大きなカギは「家族」であることが明らかになっている。核家族化が進んだ日本の現状からどのように高齢者を支えるか、社会的資源をどのように活用するか、入院日数が長

期化しやすい疾患や患者の「身体的側面」「社会的側面」をどのように支援するか。在院日数・病床利用率・新入院患者数・退院患者数・病床回転数などの経営指標に対しても影響が大きい。

| 解説 | 材料費の支出と管理について知る |

1 薬剤費について

薬剤師業務においては、薬剤管理指導料や病棟薬剤業務実施加算などの加算があり、収入増に向けた取り組みに大きく影響する。

また、薬剤は材料費として計上され、材料費に占める割合が大きい。病院経営において薬剤費の上昇が与える影響は大きく、医療保険における薬剤費の負担も年々増加している。

DPCの場合は、薬剤が定額点数に包括されるため、治療課程における薬剤の使用が適正か否かが病院経営における利益率に大きく影響する。

そして、抗菌薬の適正使用などは、診療報酬だけでなく介護報酬においても加算の対象になっている。長期化する向精神薬の処方についても、病院として減薬や依存防止に対する取り組みをしていないと減額されるなど、対策を求められるようになった。

2 医療材料の管理について

高度な医療行為を提供すると医療材料にもそれなりの材料費がかかってくる。また、高額な医療材料を使う医療行為は、高額な医療機器を使用することが多い。材料費・医療機器にかかわる費用を病院がどのように支払っているのか、また、機器を直接購入する場合とリースで契約する場合では支出がどのように変化するかなど、使用頻度を考えながら選択しなければならない。

直接使用される高額の医療材料のほかにも、間接的に使用される少額の医療材料の管理も必要である。たとえば、手袋やマスクなどの防護具、患者に使用される紙オムツなど、少額でありながらも大量に使用されれば、支出総額はかなり高額になる。看護管理者は、そのような材料の在庫管理も実施しなければならない。

現在は、SPDシステムを導入している病院も多い。自院のSPDシステムは、院内在庫として購入した配送システムなのか、院外倉庫をもつ購入前の材料を在庫としているのかでは、年

度末の棚卸し金額にかなりの違いがある。医療材料の購入までの流れをしっかりと把握し、ムダのない管理をすれば、自然と5S活動（整理、整頓、清掃、清潔、躾）にもつながってくる。

解説	経営目標の目標値は、予算書を参照して決める

看護では目標管理の活動は定着しているが、目標を具体的に数値化することについては、難しいこととして受け止められている。

様々なケアの質を向上させるための「患者にとっての影響」「ケア実施のためのプロセス作成」「ケア実施をする看護職の教育・能力評価」、そして「財務的な視点での収入もしくは支出減」などを組み合わせたバランススコアカードなどは、目標管理シートを埋めるための対策ではなく、実践的かつ数値を評価できる目標になる。

病院に経営貢献をするためには、「予算書」に書かれている病院の目標値をしっかりと把握しておきたい。

ちなみに、貯金ができる人は、毎月の貯金額を決めて、もらった給料のなかでやりくりができる。しかし、貯金ができない人は、給料のなかでやりくりをして、余った金額を貯金する。つまり、一定額の貯金ができず、貯まりにくいという。真実かどうかはわからないが納得できそうなことである。

病院経営も家計簿のやりくりと同様であり、毎月の経営目標を予算書どおりに実施できているか否かが重要である。売り上げたなかで余った金額を利益と考えるのではなく、計画された経営目標を実施し、収入・支出が予算書どおりに実行されることが重要である。

看護師長なら知っておきたいチームで行う病棟経営の知識

診療報酬とは何か？　そのしくみと考え方を知る

解説	DPC と出来高払い

1　DPC とは

　DPC（定額払い、以下 DPC）とは、従来の診療行為ごとの点数をもとに計算する「出来高払い」とは異なり、疾患や提供する医療行為（手術、処置など）、併存疾患（副傷病）ごとに国で定められた「1日当たりの定額点数」により計算される支払い制度であり、1日当たりの定額点数に含まれない出来高算定部分を加えて算定する。疾患により DPC 期間が異なり、提供する医療行為によっても点数が異なる。DPC 期間を超えて入院している場合はすべて出来高払い（回復期リハビリテーション病棟・療養病棟などの包括払いを含む）となる。

　1日当たりの定額点数は、4000 以上ある診断群分類コードより選択。診断群分類コードは、入院期間中に医療資源を最も投入した傷病名とその疾患に対して、どのような手術や処置などが行われたか、どのような併存疾患・発症後疾患（副傷病）が存在したかなどによって、14桁の数字で成り立つ。

DPC 対象外患者

- 歯科
- 健康保険以外の患者（自費・事故・労災）
- 急性期以外（精神・回復期・療養・障害者等）の病床に入院の患者
- 入院後 24 時間以内に死亡した患者
- 生後 1 週間以内に死亡した新生児
- 臓器移植を受ける患者
- 評価療養または患者申出療養を受ける患者
- その他厚生労働大臣が定めるもの

　DPC では1日当たりの定額点数に含まれる医療行為（ホスピタルフィー的要素）と含まれない医療行為（ドクターフィー的要素）がある（図 5-1）。

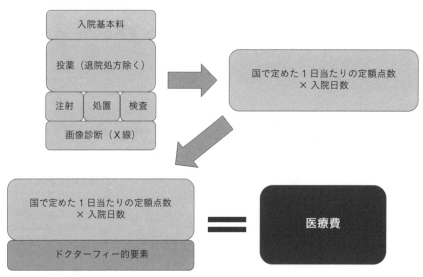

図5-1 DPCによる診療報酬のイメージ

ホスピタルフィー的要素

- 入院基本料　　　・投薬（退院時処方除く）　　・注射
- 一般的な処置　　・検査　　　　　　　　　　　・画像診断（X 線）

ドクターフィー的要素

- 医学管理（一部除く）
- 投薬（退院時処方）
- 特別な処置（基本点数 1000 点以上）
- 手術　　　　　・麻酔
- 検査（内視鏡検査、カテーテル検査、診断穿刺、検体採取の手技料）
- 病理診断（判断料）　　　・放射線療法
- リハビリテーション　　　・在宅医療
- 精神科専門療法

　さらに国で定められた1日当たりの定額点数には医療機関ごとに定められている医療機関別係数を乗じることができる。以下に医療機関別係数とはどのように決定されるのか説明していく。

　医療機関別係数は「基礎係数＋機能評価係数Ⅰ＋機能評価係数Ⅱ＋激変緩和係数」で構成される。

> 基礎係数：医療機関の診療機能を評価した係数
> 機能評価係数Ⅰ：医療機関の人員配置や構造的因子を評価した係数
> 機能評価係数Ⅱ：医療機関が担うべき役割や機能をもとに評価した係数
> 激変緩和係数：診療報酬改定に伴う変動率が±2％を超えないように調整する係数

　以上の係数により決定される。よって同じ疾患、医療行為の提供であっても医療機関ごとに医療費は異なる（DPCに限る）。

2　DPCのメリットとデメリット

《医療機関側のメリット》

- 効率的な医療追求による無駄な医療費の抑制
- 全国のDPC病院から集められたデータの公開による医療の標準化。

《患者側のメリット》

- 医療機関が効率的な医療を提供することによる治療期間の短縮。
- 過剰な検査や投薬の削減。
- 入院費の予測が立てやすい。

《行政のメリット》

- 治療内容や治療成績のデータが収集できることにより医療サービスが標準化され、増加傾向にある医療費削減が期待できる。

《医療機関側のデメリット》

- どのような医療行為をしても定められた診療報酬が発生するため、経営重視の場合、十分な治療を提供できない懸念がある。

《患者側のデメリット》

- 医療費増大のおそれがある。またDPC期間が定められているため、期間内に退院させる医療機関が多くなり、治癒率の低下および再入院率の上昇が考えられる。また、適切な医療提供がされない可能性が高くなる。

　以上のようにメリットおよびデメリットが存在し、一概にDPCがすべての面で優れている

とはいえず、現状のメリットを保ちながらデメリットをどう改善していくかが今後の医療業界において重要となる。

3　回復期リハビリテーション病棟の診療報酬の考え方

　次にDPCによる算定とならない病棟（療養病棟・回復期リハビリテーション病棟など）について説明していこう。

　回復期リハビリテーション病棟は、急性期治療を終え病状が安定した患者が集中的にリハビリテーションを行う病棟のことである。診療報酬の考え方としてDPCと類似しており、包括される医療行為と出来高算定ができる医療行為に分かれている。

　DPCでは疾患や医療行為ごとに点数が決まっていたが、回復期リハビリテーション病棟では疾患、医療行為ごとではなく施設基準ごとに一定の入院料点数が定められており、一部の医療行為は入院料に包括される。

入院料に包括されず出来高算定ができる医療行為
- 入院栄養食事指導料　　・在宅医療　　・リハビリテーション　　・人工腎臓
- その他加算　など

入院料に包括される医療行為
- 上記以外すべて（DPCとは異なり手術、麻酔なども含まれる）

　入院料1の場合（2085点。入院料2以下省略、2018年度改定）の診療報酬におけるイメージを図5-2に示す。

　前述のとおりリハビリテーションを中心に治療を進めていくため、1日当たりのリハビリテーション単位を9単位まで算定することができる。しかし、すべての患者が入院できるわけではなく入院できる期間も決まっている。

対象疾患および入院期間

<u>180日</u>
- 高次脳機能障害を伴った重症脳血管障害
- 重度の頸髄損傷および頭部外傷を含む多部位外傷

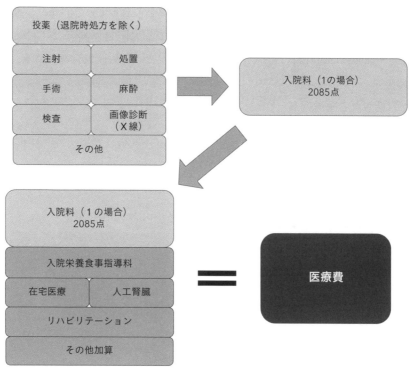

図5-2 回復期リハビリテーション病棟の診療報酬におけるイメージ

150日
- 脳血管疾患
- 脊髄損傷
- 頭部外傷
- くも膜下出血のシャント手術後
- 脳腫瘍
- 脳炎
- 急性脳症
- 脊髄炎　など

90日
- 大腿骨骨折
- 骨盤骨折
- 脊椎骨折
- 股関節もしくは膝関節の骨折等
- 外科手術または肺炎等の治療時の安静による廃用症候群
- 股関節または膝関節の置換術後の状態

　対象疾患しか入院できない病棟ではあるが、リハビリテーションは出来高算定ができるため医療提供した分、診療報酬として請求できる。また、状態は安定しているものの在宅での日常生活が困難である患者にとっても、リハビリテーションを重点的に行っていく回復期病棟は今後もなくてはならない病棟であると思われる。

4　療養病棟の診療報酬の考え方

　療養病棟は、慢性期の状態（病状が安定している）にあるが、入院医療を必要とする患者に

対して医療提供する病棟のことであり、主に高齢者が中心となっている。また、療養病棟では ADL 区分 1 〜 3・医療区分 1 〜 3 によって算定する入院料が異なっている（表 5-1）。DPC、回復期病棟同様に入院料に包括され、出来高算定できない医療行為がある。

入院料に包括される医療行為
- 投薬（退院時処方除く）　　● 注射　　● 処置　　● 検査
- 病理診断　　● 画像診断（X 線）

表5-1　医療区分とADL区分の点数

対象者	医療区分1	医療区分2	医療区分3
ADL区分1	入院料I 814点	入院料F 1230点	入院料C 1468点
ADL区分2	入院料H 919点	入院料E 1384点	入院料B 1755点
ADL区分3	入院料G 967点	入院料D 1412点	入院料A 1810点

療養病棟の診療報酬におけるイメージを図 5-3 に示す。

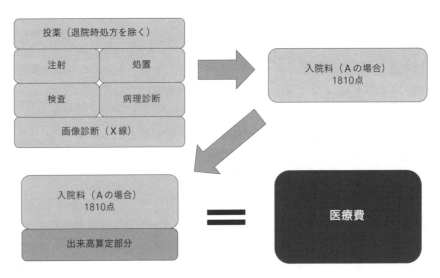

図5-3　療養病棟の診療報酬におけるイメージ

①診療報酬

　保険診療の際に実施した医療行為の対価として計算される報酬。

②診療報酬明細書

　診療報酬を請求する際に必要な明細書。レセプトともいわれる。

③保険者

　医療保険事業を運営するために加入者から保険料を徴収し、加入者に対して保険給付を行う。

④被保険者

　保険者（医療保険組合など）への加入者。保険者に保険料を納めることで保険給付を受け、病院の窓口で保険証を提示し、患者負担金（1 〜 3 割）を払う。

⑤返戻

　医療機関が請求した医療行為が適当かどうか判断しがたい場合に、診療報酬明細書（レセプト）自体を医療機関に返却すること。返戻を受けた医療機関は再審査し再請求する。

⑥査定

　医療機関の請求に対し、審査機関（社会保険・国民健康保険）が不適当と判断した内容が減点・減額され、調整された支払いが行われること。

⑦療養担当規則

　保険診療に係る一般的・具体的方針を示したもの。

⑧労災（労働者災害補償保険制度）

　業務上または通勤途中の負傷等に対して必要な給付を行う制度。

⑨医療費控除

　被保険者が本人または同世帯の医療費を支払った場合に、一定の金額の所得控除を受けることができる。

⑩医療費助成

　医療機関で支払う患者の一部負担金のすべてまたは一部を助成する制度。

⑪限度額適用認定証

　保険者に申請すると交付される。これを医療機関窓口に提示すれば、支払う金額が一定の限度額までとなる。限度額は所得に応じて異なる。

⑫高額療養費制度

　長期入院や手術等で医療費の自己負担が高額となった場合、支払う医療費に上限額が設けられ、窓口でいったん支払った後に差額分が還付される制度。

⑬混合診療

　保険診療と保険外診療（自費による自由診療）を組み合わせて行う診療。日本では原則として禁止されている。

⑭第三者行為

　交通事故やけんかなどの第三者の行為による負傷は、第三者（加害者）が負担すべきであるが、やむを得ず被害者が健康保険を使用して診療を受ける場合は、健康保険組合への届け出が必要となる。

⑮選定療養

　保険診療との混合が認められている自費による自由診療の一つ。例として差額室料（差額ベッド代）、紹介状なしの大病院での初診料など。

⑯評価療養

　保険診療と混合が認められている自費による自由診療の一つ。将来的に保険適用になることを前提として評価中の、高度な医療技術や新薬などの療養。例として先進医療、治験に係る診療など。

⑰施設基準

　保健医療機関が満たすべき人員や設備を施設基準といい、ほかに厚生労働大臣が定める施設基準に適合することが必要である。

⑱インフォームドコンセント

　医師から十分な説明を受けたうえで、患者が最終的に診療方針を選択できるという自己決定権を保障する考え方。

| 解説 | 診療報酬改定の流れ |

　診療報酬は2年に1度見直しが行われる。以下に、どのような流れで見直しが行われるのかを説明する。

　診療報酬改定にかかわるのは政府・厚生労働大臣・社会保障審議会（医療保険部会・医療部会）・中央社会保険医療協議会である。

● 政府

　改定前年の12月頃に予算編成過程を通じて診療報酬の改定率を決定する。

● 厚生労働大臣

　改定年の1月頃に、中央社会保険医療協議会に対し、政府が決定した改定率および社会保障審議会で策定された基本方針に基づき調査・審議を行うよう諮問する。そして、3月頃診療報酬改定に係る告示・通知を行う。

● 社会保障審議会（医療保険部会・医療部会）

　改定前年の秋頃に基本的な医療政策について審議し、12月頃に基本方針の策定を行う。

● 中央社会保険医療協議会

　改定前年の1年を通して入院医療、外来医療、在宅医療について議論。改定年の1月頃より厚生労働省の諮問を受け、具体的な診療報酬点数の設定に係る調査および審議を行う。2月頃、改定案をまとめ厚生労働大臣に答申する。

　以上を踏まえて2020年度の診療報酬改定率は、診療報酬本体＋0.55％となった。

解説	出来高算定ができるリハビリテーションと手術は大きな伸びしろ

　前項で説明したとおり、DPC では出来高算定ができる医療行為とできない医療行為がある。単純に考えれば、出来高算定ができない行為を最小限に抑え、出来高算定ができる医療行為を重点的に提供すれば入院単価上昇につながる。

　特に単価上昇に影響を与えるのがリハビリテーションと手術である。リハビリテーションに関しては、実施した単位数がそのまま収益に反映される。また急性期病棟では、患者 1 人 1 日当たりの単位数の上限は 6 単位だが、早期のリハビリテーション介入により上限は 1 日 9 単位となる。運動器リハビリテーションの例で考えてみよう。

---

1 単位 185 点（入院料 1 の場合）
1 日 6 単位、入院日数 30 日とすると
1110 点 ×30 日＝ 33,300 点
金額にすると、ひと月当たり 333,000 円

　このように病院経営にプラスに作用する。また、手術に関しては高額診療点数の術式だけでなく、手術薬剤、手術機材、麻酔と手術に係る点数はすべて出来高算定となる（DPC 対象患者より手術適応患者を優先する病院もあると聞くが、これが理由である）。術後にはリハビリテーションの介入ができるので、「手術⇒リハビリテーション」の 2 つの医療行為の組み合わせは入院単価を上げる中核となる。

参考文献
• 工藤潤：イメージで理解！たとえ話でわかる看護師長の実務病棟経営, 日総研出版, 2014.

看護師長なら知っておきたいチームで行う病棟経営の知識

入院単価を上昇させる①

リハビリテーションが病院経営にもたらす影響

解説	リハビリテーション算定を看護師長が学ぶ意味

　多様化する医療ニーズや患者ニーズに応えるためにチーム医療が叫ばれるようになって久しい。昨今、医療現場では病棟生活の充実化から退院支援に至るまで、看護部門とリハビリテーション部門が密に連携をとって医療や介護にあたる状況が当たり前になっている。そこにはリハビリテーション専門職であるセラピストが急増している背景がある。

　近年、理学療法士・作業療法士・言語聴覚士の養成校が増加し、理学療法士にいたっては毎年1万人前後の有資格者が生まれている。単純な有資格者累計数は、理学療法士が約17万人、作業療法士が約8万人、言語聴覚士が約3万人であり、理学療法士は2009年まで累計7万3000人であった有資格者数が、その後の10年で9万8000人増となっている。これは実に234%以上の増加率である。

　当然のことながら、リハビリテーション科の人員が急激に増えている病院や施設も多い。八潮中央総合病院（以下、当院）リハビリテーション科においても筆者が入職した14年前は20名程度であったセラピスト数は、2019年度には90名を有する組織となり、院内では看護部に次ぐ規模に拡大している。

　八潮中央総合病院（以下、当院）は市内唯一の総合病院であり、250床のベッド数ながら地域医療の中核的役割を担っている。その機能は内科・外科・整形外科を主とした急性期医療から、回復期リハビリテーション、訪問リハビリテーションや地域支援事業に及び、それぞれの患者に専門性の高いリハビリテーションを提供すべく人員増員とスタッフ教育を行って

八潮中央総合病院　病院概要
所在地：埼玉県八潮市南川崎845番地
診療科：内科・呼吸器内科・循環器内科・消化器内科・糖尿病内科・神経内科・内視鏡内科・透析内科・緩和ケア内科・リウマチ膠原病内科・外科・呼吸器外科・心臓血管外科・消化器外科・乳腺外科・整形外科・脳神経外科・形成外科・小児科・皮膚科・泌尿器科・婦人科・眼科・耳鼻咽喉科・リハビリテーション科・放射線科・麻酔科
病床数：250床（一般病棟：200床、回復期リハビリテーション病棟：50床）
職員数：540名（看護職300名）
病院機能：日本医療機能評価機構認定病院など

2018年度実績（〜2018.1月実績）
平均在院日数：15.4日
病床利用率：88.5%
1日平均入院患者数：221名
1日平均外来患者数：501名（紹介率：19.5%）
看護配置：7対1

きた。

　いまやセラピストを各病棟に専従体制で配置し、病棟朝礼での情報共有からカンファレンス、なかには病床コントロールなどのマネジメントにまで業務を拡大し、他職種連携体制を敷いていることも珍しくない。当院でも4年前から各病棟に専門職チームとしてセラピストを配置し、医師をはじめとした病棟スタッフとの協働を実施している。セラピストは基本的にはリハビリテーション科の管理下にある。しかし、上記のような体制においては、病棟で専門に稼働するセラピストの一部管理を、病棟管理者である看護師長が行う場合があり、業務が拡大している現状もある。

　看護とリハビリテーションが連携をより強固なものに推進していくためには、看護師長が自病棟におけるリハビリテーション内容に加えて、診療報酬をはじめとした各種制度に精通しておくことの意味は非常に大きいと考える。

　本項では各領域におけるリハビリテーション算定の内容、セラピスト人員とリハビリテーション提供単位数が病院経営や平均在院日数に与える影響、そして患者満足度への貢献について説明していく。

| 解説 | 病棟別リハビリテーション算定について知る |

　リハビリテーションはセラピストが提供し、診療報酬を得るにあたっては疾患別リハビリテーション料に基づく算定を行っている（表5-2）。具体的には、脳血管疾患等リハビリテーション料・運動器リハビリテーション料・廃用症候群リハビリテーション料・心大血管疾患リハビリテーション料・呼吸器リハビリテーション料の5つに分けられる。それぞれに算定可能となる適応疾患名が定められており、医師が診断のうえリハビリテーション処方をすることで算定が可能となる。自身の病棟において、どの疾患別リハビリテーション料の算定が行われているかを把握することが重要である。

　現在における病棟の多機能化は言うまでもなく、病院規模に差はあるにせよ、総合病院を標榜している場合は各病棟において機能や役割が明確に分化している。

　次に一般急性期病棟、回復期リハビリテーション病棟、地域包括ケア病棟の3領域に分けて、リハビリテーション算定のもつ意味や重要性について説明する。

表5-2 疾患別リハビリテーション科点数表

	脳血管疾患	運動器	廃用症候群	心大血管疾患	呼吸器
標準算定日数	180日	150日	120日	150日	90日
施設基準Ⅰ	245点	185点	180点	205点	175点
	147点*	111点*	108点*		
施設基準Ⅱ	200点	170点	146点	125点	85点
	120点*	102点*	88点*		
施設基準Ⅲ	100点	85点	77点	—	—
	60点*	51点*	46点*		

＊要介護被保険者等に対して維持期リハビリテーションを実施する保健医療機関において、介護保険のリハビリテーションの実績がない場合は所定点数の100分の80に相当する点数に算定する。

出典／厚生労働省：平成30年度診療報酬改定について. https://www.mhlw.go.jp/stf/seisakunitsuite/bunya/0000188411.htmlより引用（最終アクセス：2019年2月13日）

1 一般急性期病棟におけるリハビリテーション算定

一般急性期病棟といってもその機能は多種多様である。セラピストが密接にかかわることが多い整形外科病棟に関しては今さら論じるまでもないので、ここでは内科病棟や外科病棟などに焦点を当ててみたい。

(1) 内科病棟

超高齢社会の日本において、入院患者の大部分は高齢者である。内科疾患での入院患者や手術後の患者が高齢化している状況において、最も重大な問題は療養期間における廃用症候群の進行といえよう。臥床傾向の病棟生活を強いられることで、「病気は治療できた。しかし寝たきりになった」という状況が生まれる。つまり、廃用症候群が確認されてからのリハビリテーション介入では遅いのである。

内科病棟においては、患者の発熱などが落ち着いてからリハビリテーション処方がされるケースが非常に多い。全身状態への配慮は当然のことながら必要である。しかし、入院早期からセラピストが実施する廃用予防は、ベッドサイドで関節拘縮予防や肺理学療法など、早期退院につなげるために必要不可欠といえる。

(2) 外科病棟

外科的な疾患においては、術前からのセラピスト介入が非常に重要である。術前の身体状況やADLのレベルに対しての評価を実施しておくことで、術後早期から退院に向けた目標設定の把握につながる。当然、看護師が入院時にアセスメントを行っていると思われるが、詳細な身体機能の把握や自宅環境の評価に至るまで、セラピストが評価を実施しておくことは有益な

情報となり得る。

(3) 平均在院日数を把握しよう

　一般急性期病棟管理において重要な数値の一つに平均在院日数がある。廃用症候群の進行はそれだけで在院日数の延長につながり、介護保険など各種サービスの手続きが必要になればさらに入院期間は延びてしまう。入院日からセラピストが介入し、看護師とともに退院支援を検討していく体制は、一般急性期病棟こそ必要であると考える。

2　回復期リハビリテーション病棟におけるリハビリテーション算定

　回復期リハビリテーション病棟における命題は患者を在宅復帰につなげることである。これは病棟基準が設定された当初から課されているが、2016年度の診療報酬改定において病棟入院料の評価体制が見直され、その命題をより質的に評価される体制になった。さらに2018年度の診療報酬改定では入院料の再編と統合が実施され、6段階の入院料に細分化されている。

(I) リハビリテーション実績指数の導入

　病棟機能を質的に評価するうえで2016年度から目玉となったのが、リハビリテーション実績指数の導入である（図5-4）。つまり、当初の回復期リハビリテーション病棟では最大で180日間の長期リハビリテーション療養が可能という特性が売りだったのが、現在では「より短期間の入院」で「より効果的に患者の能力を回復」させて「自宅（または自宅扱いとなる施設など）への退院」につなげていくことが客観的な数値で評価されることになった。

　その背景には年々膨れ上がる膨大な社会保障費を抑制したいという国の方針がある。加えて最大180日間という長期の入院療養を経ても、その実績として患者の能力回復と在宅復帰が進んでいないという厚生労働省の調査結果に基づく見直しなのである。

　この調査結果と評価体制の見直しでリハビリテーション業界には衝撃が走ったが、病院の実績で客観的に差別化を図れることは、視点を変えれば患者に選ばれる病院が明確になるということでもある。当院の母体である上尾中央医科グループはリハビリテーションに非常に力を入れており、病院・介護老人保健施設を中心に約50のグループ施設があり、総勢2200名を超えるセラピストを配置している。豊富な人員とグループのスケールメリットを生かした密な情報共有により、回復期リハビリテーション病棟を有するグループ施設では、高い実績指数を維持している。しっかりとしたリハビリテーション提供体制が整っていれば、現在の質的評価基準は選ばれる病院となるチャンスととらえている。

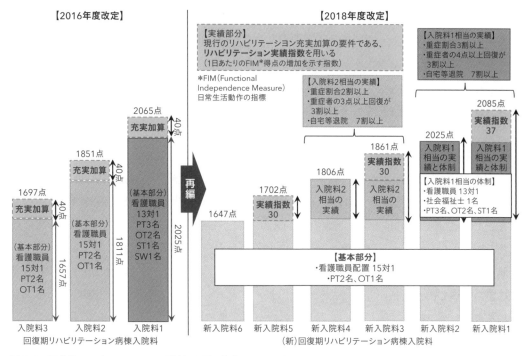

図5-4 回復期リハビリテーション入院料の再編・統合のイメージ
出典／厚生労働省:平成30年診療報酬改定の概要医科Ⅰ,
https://www.mhlw.go.jp/file/06-Seisakujouhou-12400000-Hokenkyoku/0000198532.pdfより引用（最終アクセス: 2019年2月13日）

(2) 実績指数を上げるために求められる協働・連携

　上記で述べたリハビリテーション提供体制の充実とは、回復期リハビリテーション病棟に従事するセラピスト数が多いということだけではない。看護部を中心とした、病棟の果たす役割が非常に重要である。回復期リハビリテーション病棟において、セラピストが患者1人に実施できる1日のリハビリテーション提供単位数は最大9単位（180分間）である。実績指数を上げていくためには、この180分間以外の時間を患者がどのように過ごすかが鍵となる。つまり看護師がリハビリテーション的視点をいかにもてるか、看護師とセラピスト間で情報や意識の共有が十二分になされることが必要不可欠になってくる。病棟カンファレンスやADL検討会議だけではなく、ナースステーション内で日常的にディスカッションが行われることが重要であり、看護師とセラピストの良好な関係が最も求められる病棟といえる。

　回復期リハビリテーション病棟の健全な運営は、病棟管理者の適切なマネジメントなくしては不可能である。病棟基準の把握から入退院調整、病床コントロールなど様々なマネジメント業務があるが、その管理は看護師長だけの責務にすべきではないと考える。病棟マネジメントにおいても看護部とリハビリテーション科の連携は必須であり、当然ながら医師も含めた協働でのマネジメント体制をとるべきである。

　当科では回復期セラピストマネジャー資格を有するセラピストを病棟管理者として配置し、

病棟看護師長と共にマネジメント業務にあたっている。病棟運営にかかわる一切の管理を協働で実施していく体制をとることで、入退院のコントロールをはじめ、現場の看護師とセラピスト双方への情報発信等をタイムリーに遂行している。

3　地域包括ケア病棟におけるリハビリテーション算定

地域包括ケア病棟は2014年度の診療報酬改定で設定された比較的新しい病棟基準である。この病棟の役割は急性期からの転入（ポストアキュート機能）、在宅からの新入（サブアキュート機能）、周辺機能の3つの受け入れ機能に加え、在宅生活復帰支援機能の4つの機能を有している[1,2]。特に昨今は、高齢化の急速な進展とともに問題視されている老老介護や高齢者の一人暮らしという社会情勢を背景に、サブアキュート機能がより重要視されている。

地域包括ケア病棟におけるリハビリテーション算定は、いわゆる「まるめ」となっている。これまですべて出来高払いであったリハビリテーション科に初めて導入された制度である。リハビリテーション提供に関しては、その必要性がある患者に1日2単位以上を提供することとされた。2単位以上というのは病棟全体の平均提供単位であり、入棟患者に満遍なく2単位を提供するという意味ではない。この「2単位以上」必要な患者をどのように選択するかがわれわれセラピストに求められている。

この選択をするうえで、夜間を含めた日々の病棟生活を把握している看護師からの情報は非常に重要である。言うなれば、リハビリテーション提供におけるトリアージ（治療の優先度を決めること）が必要な病棟であるため、短期間の入院で効率的に回復を促す意識が看護師とセラピストの間で共有できていなければならない。

地域包括ケア病棟では、入棟から60日以内で在宅に退院できるよう支援していく。入院患者の多くが高齢者であり、複数疾患を有していたり、認知機能やADL、栄養状態が低下しているなど、入院前から生活支援を受けている場合が多い。そのような患者を60日以内で在宅退院につなげることは決して容易なことではない。回復期リハビリテーション病棟と同様に、看護師とリハビリテーション科の連携は重要であることに加え、社会福祉士をはじめとした他職種の退院支援をどのように機能させていくかが病棟管理者に求められる。

解説　セラピストの人員と単位数における経営への影響

　病院経営においては非営利の原則が示されており、利益の追求が第一ではない。しかし、質の高い医療を提供するためには健全な経営基盤が必要である[3]。ここでは病院経営において、リハビリテーション部門がどのように影響するかを採算性や収益性の視点で解説していく。

1　リハビリテーションによる収益

　リハビリテーション部門のほとんどが出来高払いである。セラピスト1人の収益に上限はあるものの、人員が増えた分だけ収益は上がるといえる。もちろん、そこには病院規模や病棟機能におけるリハビリテーション処方数に対して、適正人員数を超えない範囲でという条件がつく。リハビリテーション部門の原価については、材料費などが少ないため変動費を考慮することはあまりない。原価のほとんどは給与や経費、機器の減価償却などの固定費である[3]。

2　リハビリテーションによる収益の計算方法

　リハビリテーション部門の収益変動は比較的単純な計算で算出することができる。計算にかかわる変数としては、疾患別リハビリテーション料の算定数にセラピスト1人当たりの提供単位数、セラピストの出勤日数とセラピスト人数をそれぞれ掛け算することでおおよその数字がはじき出される。さらに各種加算の算定数、リハビリテーション総合計画評価料などの算定数を加えることで収益計算が求められる。

　セラピスト1人当たり1日18単位の取得を目標値にして単純計算すると、当院では少なく見積もって70万円／月がセラピスト1人の売り上げとなる。200 ～ 299床の一般病院におけるセラピストの人件費率は50.0 ～ 55.0%といわれており、原価の少ないリハビリテーション部門は人件費を差し引いたものが病院収益に近い数字となる。

　まとめると、上記のようにセラピストの人員が増えるとその分、収益性が見込まれるということであり、各施設の適正人員数をしっかり把握することができれば、リハビリテーション部門が経営にプラスをもたらすことができる。

リハビリテーション介入と
平均在院日数・患者満足度への影響

これまでリハビリテーションの介入と在院日数の関係について多くの研究が行われている。そのほとんどが「入院からリハビリテーション処方までの日数が短い場合は、有意に平均在院日数が短縮される」という研究結果であり、それは特定集中治療室管理料に早期離床・リハビリテーション加算500点（1日につき）が新設されたことからも、国が政策誘導的に早期リハビリテーション、早期離床を重要視していることがわかる。

急性期病棟における先行研究で、365日リハビリテーションは在院日数に影響を及ぼさないというものが出され話題をよんだが、統計学的処理が不十分であるなどの指摘から、毎日のリハビリテーションが在院日数を短縮させる要因としている研究も多く散見される。これらの事実について医師はもちろんのこと、病棟患者を管理する看護師が把握しておくことは極めて重要である。リハビリテーション処方の必要性を看護師の視点からもとらえ、時には医師にその状況を報告し、処方を促すことも必要であると考える。

最後にリハビリテーションの介入が患者満足度に及ぼす影響についてだが、詳細な調査がされた参考研究がないため、筆者の主観として述べたい。

病める患者に寄り添う職業として、看護師とリハビリテーション専門職は同じ位置にいると感じている。そのなかでわれわれセラピストは20 〜 180分の差はあれ、集中した時間を患者1人の対応に充てることができるという強みをもっている。患者と信頼関係を構築していく過程で、リハビリテーション中に世間話から患者の不安な心情、さらには病院への不満など様々な話を聞くことになる。リハビリテーション科は病院内で患者の話の聞き役になれる部署といえよう。

退院した方からの感謝の手紙には、ともに回復に向けて汗を流したこと以上に、不安に寄り添って話を傾聴してくれたことに対する感謝を述べたものも多い。このようなことからも、セラピストが患者満足度の向上に一役買っていると考えており、日々科内のスタッフに接遇を含めた指導を行い、互いに研鑽を積んでいる。

＊＊＊

リハビリテーション部門が病院経営に与える影響について、その一部を紹介した。数字的な経営指標は重要であるが、管理者も医療人である以上は「患者のために」という精神を忘れてはならない。その質を高めていくためには、やはり看護部門とリハビリテーション部門の連携は必須である。今後もお互いの専門性を理解したうえで、健全に協働できるチーム医療を目指していきたいと考える。

引用文献

1) 仲井培雄：2018 年同時改定への戦略と対策；地域包括ケア病棟，月刊保険診療，73（7）：15-17，2018.

2) 原知子：複合型施設における地域包括ケア病棟，看護，70（9）：72-73，2018.

3) 荻野匡俊：リハビリテーション部門における医療提供体制を考える；H 県立病院を中心に，商大ビジネスレビュー，5（2）：33-54，2015.

参考文献

• 伊藤義広：組織力を向上させるための理学療法管理，理学療法学，45（1）：54-63，2018.

5

リハビリテーションが病院経営にもたらす影響

看護師長なら知っておきたいチームで行う病棟経営の知識

入院単価を上昇させる②

手術にかかわる利益の知識を生かした病棟経営

病院で実際に提供される医療は様々な資源や制度によって成り立っている。それらは、病院や診療所といった施設や設備、医師や看護師などの専門職を中心としたマンパワー、そして医療提供に伴い必要な医薬品や資材である。医療の提供はこれらの調達や運営を着実に行うことが求められており、診療報酬はこの医療財政の中心となる。診療報酬は、臨床現場の診療内容にも大きく影響する制度である。このような診療報酬が担う役割と、2年に一度の診療報酬の見直し（診療報酬改定）がどのように実施され、臨床現場にどのように影響するかを看護管理者は把握し対応する必要がある。

これまでの病院経営においては、医業収益に主眼が置かれ売り上げを伸ばそうとしてきた傾向にある。しかし、診断群分類包括評価（Diagnosis Procedure Combination：以下、DPC）による支払い制度の導入により診療報酬に制限が設けられたこともあり、医業費用を客観視してその効率を評価するために、近年では病院経営における原価管理（計算）システムなどが注目され導入している病院も多い。原価計算には部門別原価計算、診療科別原価計算、患者別原価計算などがあるが、手術は診療報酬では出来高区分であるため、手術料という診療報酬点数を「カネ」に換算し、その収入（カネ）から手術に関与した「ヒト・モノ」の費用を引けば、診療内容やその手術の利益が計算できることになる。

病棟や手術室という部署を管理運営している看護管理者は、部署の経営状況を把握し明確にするためにも、費用となる「ヒト・モノ」の原価について把握しておく必要がある。

解説	DPC 制度における診療報酬の収益構造

2003 年より、特定機能病院を対象とした「定額算定方式として在院日数に応じた1日あたりの定額報酬算定する」という現行の DPC が導入された。

入院期間中に医療資源を最も投入した「傷病名」と入院期間中に提供される「診療行為」の組み合わせにより分類されている。2018 年では、505 種類の傷病名と 4955 種類の診断群分類の中の 4296 種類の診断群分類がいわゆる包括請求の対象となる診断群分類となっている。その際図 5-5 のように、入院基本料、投薬・注射、検査、画像、処置（1000 点未満の処置）などの DPC 算定される区分と、手術、麻酔、放射線治療、一部の処置（1000 点以上の処置）などの、従来診療報酬とされてきた出来高算定される区分とに分けられる。

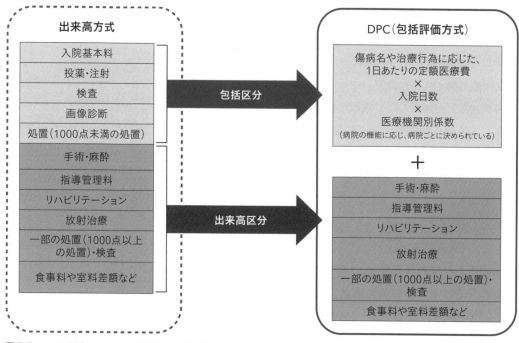

図5-5 DPC制度における診療報酬の収益構造

手術室だけとは限らないが、労働時間が長くなることで、診療報酬と病院収益に有利に働くことは少ない。たとえば、手術時間が大幅に延長することで、予期しない診療材料費や麻酔、手術料以上の人件費が発生することが考えられる。

前述のように、DPC制度を理解することやその部署の経営状況を明確にし、把握したうえでマネジメントしていくことは、手術室だけのこととは限らず病棟を運営する看護管理者にも役立つことといえる。

解説	手術・麻酔における診療報酬

1 手術料

急性期医療を提供する半数以上の病院では、DPCによる支払制度を導入しており、手術・麻酔における診療報酬は図5-5のとおり「出来高区分」である。

医科診療点数では、手術料は「K」、麻酔料は「L」で表記されている。手術は第10部に記

載されており（表5-3）、その点数表から実施した手術の診療報酬が計算される。計算は、「手術料」＋「薬剤料」＋「特定保険医療材料」に「輸血料」や「手術医療機器等加算」が加えられ、それに感染症に対する手術加算や緊急手術、時間外手術、深夜手術加算なども認められている。

　なお、診療点数の手術料（第1節）のなかの第1款から第11款に掲げる手術を実施した場合、または、経皮的血管治療としてp-TA療法を実施した場合、当該医療機関であれば看護必要度C項目の評価対象になることを、看護管理者は知っておく必要がある。

表5-3　診療報酬の区分　第10部　手術

第1節 手術料	第1款 皮膚・皮下組織
	第2款 筋骨格系・四肢・体幹
	第3款 神経系・頭蓋
	第4款 眼
	第5款 耳鼻咽喉
	第6款 顔面・口腔・頸部
	第7款 胸部
	第8款 心・脈管
	第9款 腹部
	第10款 尿路系・副腎
	第11款 性器
	第12款 削除
	第13款 臓器提供管理料
第2節 輸血料	
第3節 手術医療機器等加算	
第4節 薬剤料	
第5節 特定保険医療材料料	

2　薬剤料と特定保険医療材料

　病院で使用される薬剤や特定の保険医療材料は点数が決められており、点数は一律であるため、薬剤については納入価格の安いジェネリック医療品の使用が大半を占めている。特定保険医療材料についても同様である。

3　手術医療機器等加算（表5-4）

　手術医療機器等加算はそれぞれの通則（診療点数早見表）に示されているように、該当する手術で使用した医療機器などが加算される。

　たとえば、K936の自動縫合器やK936-2の自動吻合器については、手術の術式（区分番号）により加算および使用限度数が決められており、限度数を超えて使用した場合は加算できない

表5-4　診療報酬の区分　第10部　手術　第3節 手術医療機器等加算

K930	脊髄誘発電位測定等加算	K937	心拍動下冠動脈、大動脈バイパス移植術用機器加算
K931	超音波凝固切開装置等加算	K937-2	術中グラフト血流測定加算
K932	創外固定器加算	K938	体外衝撃波消耗性電極加算
K933	イオントフォレーゼ加算	K939	画像等手術支援加算
K934	副鼻腔手術用内視鏡加算	K939-2	術中血管等描出撮影加算
K934-2	副鼻腔手術用骨軟部組織切除機器加算	K939-3	人工肛門・人工膀胱造設術前処置加算
K935	止血用加熱凝固切開装置加算	K939-4	削除
K936	自動縫合器加算	K939-5	胃瘻造設時嚥下機能評価加算
K936-2	自動吻合器加算	K939-6	凍結保存同種組織加算
K936-3	微小血管自動縫合器加算	K939-7	レーザー機器加算

ため、病院の持ち出しとなる。

　その他の加算で特定の装置や医療機器などを使用していない場合、加算の対象にならないことがあるので、必ず販売業者などに確認することが必要である。

4　輸血料（表5-5）

　輸血に伴い、患者に対して輸血の必要性、危険性等について医師が文書による説明を行った場合にのみ算定される。

　たとえば、K923術中術後自己血回収術（自己血回収器具によるもの）では、血液を回収するセットはすでに点数に含まれている。そのため、よりよいセットで納入価格が安く、しかもその手術に適したものを選択する必要がある。これらのことを視野に入れて管理することも重要である。

表5-5　診療報酬の区分　第10部　手術　第2節 輸血料

K920	輸血
K920-2	輸血管理料
K921	造血幹細胞採取（一連につき）
K922	造血幹細胞移植
K923	術中術後自己血回収術（自己血回収器具によるもの）
K924	自己生体組織接着剤作成術
K924-2	自己クリオプレシピテート作製術（用手法）

5　麻酔料（表5-6）

　麻酔の診療点数は手術と同様に、「麻酔料」＋「薬材料」＋「特定保険医療材料」といった出来高で算定される。そして手術料と同様に、休日や時間外、深夜などに麻酔を行った場合や、乳幼児に麻酔を行った場合も加算が認められている。そのほか、算定できる項目として麻酔管

表5-6　診療報酬の区分　第11部　麻酔

第1節	麻酔料	第2節	神経ブロック料
L000	迷もう麻酔	L100	神経ブロック（局所麻酔剤又はボツリヌス毒素使用）
L001	筋肉注射による全身麻酔、注腸による麻酔	L101	神経ブロック（神経破壊剤又は高周波凝固法使用）
L001-2	静脈麻酔	L102	神経幹内注射
L002	硬膜外麻酔	L103	カテラン硬膜外注射
L003	硬膜外麻酔後における局所麻酔剤の持続的注入（1日につき）（麻酔当日を除く。）	L104	トリガーポイント注射
L004	脊椎麻酔	L105	神経ブロックにおける麻酔剤の持続的注入（1日につき）（チューブ挿入当日を除く。）
L005	上・下肢伝達麻酔		
L006	球後麻酔及び顔面・頭頸部の伝達麻酔（瞬目麻酔及び眼輪筋内浸潤麻酔を含む。）	第3節	薬剤料
L007	開放点滴式全身麻酔	L200	薬剤
L008	マスク又は気管内挿管による閉鎖循環式全身麻酔	第4節	特定保険医療材料料
L008-2	低体温療法（1日につき）	L300	特定保険医療材料
L008-3	経皮的体温調節療法（1連につき）		
L009	麻酔管理料（I）		
L010	麻酔管理料（II）		

理料があり、算定する場合は麻酔前後の診察および麻酔内容について、医師がカルテに記載することが必須となっている。

　手術や麻酔における診療報酬は、他の診療報酬区分よりも点数が高く、病院経営の重要な収入源となることがわかる。手術は出来高払いであるため、診療報酬算定に漏れがある場合は減額となってしまう。看護管理者は、収益に直結するような漏れが発生しないよう管理が必要である。なお、看護管理者だけでは算定漏れを防ぐことは困難なため、手術室に配置されている看護師（チームメンバー）にも、コスト意識とモノの管理意識を教育しておく必要がある。

解説	手術材料の原価計算からみる手術単体の収入と利益

　看護管理者は様々な管理指標を用いて管理（マネジメント）することが求められる。手術室では、手術件数や手術室稼働率、看護師の超過勤務時間、材料購買費用などの様々な管理に必要な指標を用いて、月々、前月や前年と比較評価し、分析する必要がある。その指標を活用し、原価に焦点を当ててみると、手術室を運営するために必要な財務の視点がみえてくる。

　手術における原価計算では、一般に図5-6の項目があげられる。これを活用し、手術1回当たりの平均原価計算を行うことができる。以下に、3つの例を示す。

人件費	看護師が行う準備と後かたづけ	看護師の時給　×　準備又は後片付け時間　×　かかわった看護師の人数
	執刀医	執刀医の時給　×　実施した手術時間
	助手(医師)	介助についた医師の時給　×　介助についた手術時間　×　人数
	麻酔医	麻酔医の時給　×　麻酔を実施した時間　×　人数
	看護師	その手術についた看護師の時給　×　手術についた時間　×　人数
材料・薬品費	手術材料	償還材料(国が定めた医療機器の償還価格)
	滅菌器具	手術室にある間接材料費　÷　手術の総時間数　×　手術時間
	麻酔薬・注射薬	手術に使用した麻酔薬・注射薬の費用(直接費)

など

※ 各術式ごとに集計し、1術式ごとの平均原価を計算することで費用の計算ができる。

図5-6　原価計算

例1

　1回の手術（術式）当たりの収益は、診療報酬上患者単位で決められている。一つの手術（術式）にかかるコストの平均値と平均収益を出すことで、各病院の手術における「強み」を知ることができる。

　黒字幅の大きい手術（術式）は、採算性が高いこととなり、病院経営に貢献しているといえる。逆に赤字幅の手術（術式）は、採算性の低い手術で「弱み」ということになる。

　このように各手術（術式）の病院収益の貢献度を評価できるが、決して赤字幅の術式が不要なわけではなく、何かを工夫することで病院貢献のためのヒントとしてとらえるべきである。

　たとえば、手術に使用している診療材料（特に間接材料）を原価の安いものへ見直しをすることで1回の手術にかかる原価を下げることや、手術の時間帯を変更することで人件費などの見直しをすることができる。こうした取り組みから始めると成果が出しやすい。

例2

　同じ術式の時間帯別の収支の差を出してみると、手術時間が長くなるほどコストがかかっていることがわかる。さらに夜間帯や深夜帯になるほどコストが増大する。理由としては、人件費や間接材料費などが手術にかかる時間や時間帯に関与しているからである。

　夜間・深夜帯に行われるような緊急手術の場合は人件費などのコストがかかってしまうことは予測できることであるが、予定手術のように定時で行われる手術に対してコスト意識をもって管理するべきである。

例3

　償還材料の価格は、償還価格認定機器の医療機器のみに適用される。たとえば、Zという医療機器の償還価格が1000円とする。A病院がB販売会社から800円で購入した。保険算定基準を厳守し手術に使用した。Zを使用後に病院は国に償還価格の1000円の請求ができる。A病院はB販売会社に商品代として800円＋消費税＝880円を支払うが、国から保険で1000円受け取ることができるので、病院は120円の利益が発生したことになる（図5-7）。

　このように手術室では、償還材料である医療機器の使用頻度が高いので、保険のしくみを知っておく必要もある。

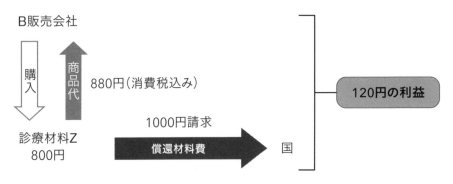

図5-7 償還材料の使用

　そのほかでいえば、どのような手術（術式）を何回施行すれば手術室全体で収益の採算がとれるのか、各手術に対する準備や後かたづけ時間を最短化することで手術室の稼動を上げることができるのか、時間帯や科ごとによる手術曜日の設定、診療材料（間接材料）の統一化などがあるが、手術室を運営するうえで、手術に関係する医師の協力を得ることは欠かせない。

　このような分析を行うことで、採算性における「強み」を発見し、赤字の手術は準備を短くする工夫や実施する時間帯を工夫することなどで黒字化することができる。

　手術の原価計算を行ううえで最も大事なことは、手術の実態を示す情報（データ）がどこにあるのかを知ることである。そうすれば、その情報を収集し、原価計算を行うことができる。収入に関しては医事課、材料費用に関しては総務課、薬剤費に関しては薬剤部、人件費に関しては経理課や人事課など、各部門から情報を収集することができる。人件費に関する情報収集では、個人情報などが絡むため病院上層部への相談・許可が必要となる場合もある。

　原価の種類には、医療や看護を提供するために消費されることで発生する直接材料費と、主に材料や購入した医療機器などがある。また、それらの医療機器を使用することで発生する消耗品などの間接材料費が発生することも考慮し、管理していくことが必要である。

　手術は病院経営において高収入となるが、高利益とは限らない。1回の術式収益は患者単位で決まるので、術式別手術実績の平均値と平均収益を算出することで、その病院の手術の「強み」を知ることができる。収益の黒字幅が大きいことは、その手術の採算性が高いことになる。

　「現状、何が起きているのか」という疑問をもつことからはじまり、前述したように、各手術室に必要な分析を行い、その結果を管理指標として、看護管理者は病院経営に参加することが重要である。また、より専門性の高い手術室の看護の質を向上させるためにも、「ムリ・ムラ・ムダ」を減らし、よりよい職場環境の構築へ尽力することが必要だと思われる。

　前述は主に手術室経営に必要とされることを述べてきた。病棟経営していくうえで同じ知識は必要とされるのではないだろうか。病院経営に参画するうえで、手術室と病棟は協力するこ

とは欠かせない。そのためにもお互いの管理下の中でどのようなことが起きており着目し取り組み、病院経営に参画しているのかを知ることが必要である。

参考文献
• 工藤潤：イメージで理解！たとえ話でわかる看護師長の実務病棟経営, 日総研出版, 2014.
• 高橋健治：実践手術室看護 手術室における診療報酬, メディア視覚教材＋実践手術看護, 2010年9・10月号.
• 高橋健治：実践手術室看護 手術室における原価計算, メディア視覚教材＋実践手術看護, 2010年11・12月号.
• 医学通信社篇：診療点数早見表 2018年4月版, 医学通信社, 2018.
• 小林利彦：病院経営戦略を考えるうえでのDPC分析の有効性とその限界, 日臨麻会誌：31（1）：50-56, 2011.

5

手術にかかわる利益の知識を生かした病棟経営

看護師長なら知っておきたいチームで行う病棟経営の知識

支出にかかわる材料費①

薬剤が病院経営に与える影響

解説	看護師長が薬剤と病棟経営の関係を学ぶ意味

　早速だが、図 5-8 をご覧いただきたい。高齢化社会への対応や新規高額医薬品の増加により、今までどおりの医療を継続していると、日本の医療費は自然増加の一途をたどる。2001年度から 2013 年度の推移を見てみると、国民医療費は 31.1 兆円から 40.2 兆円に増加しており、薬剤費も 6.4 兆円から 8.9 兆円と同様に増加している[4]。ゆえに薬剤比率は 20％前後を常に推移しているため、下げ止まりといった印象を受ける。医療費の膨張は、国の財源を圧迫し、ゆくゆくはわれわれが行うべき医療の妨げになってしまう。先ほどお示しした薬剤費には包括されている薬剤分（DPC 病棟で使用した薬剤費など）は含まれていない点に注意が必要である。つまり、提示してある数字より高額な薬剤費が医療資源として投入されているのである。増え続ける医療費に対する国の政策を理解し、有限である医療費を必要なところに必要なだけ使用できるよう各々の医療機関が努力する必要がある。特に医療費のなかでも 2 割以上を占める医薬品のコスト管理に注力しなければならないのは明白である。

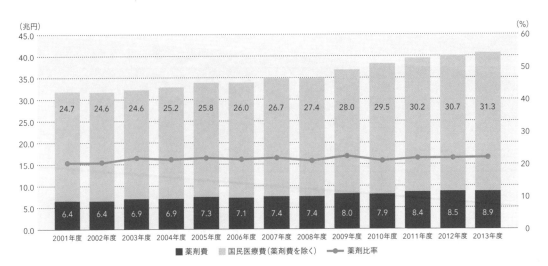

図 5-8　医療費、医薬品費、薬剤比率の推移
出典／厚生労働省:中央社会保険医療協議会薬価専門部会－3 28.8.24　「薬価改定の経緯と薬剤費及び推定乖離率の年次推移」をもとに作成，
https://www.mhlw.go.jp/file/05-Shingikai-12404000-Hokenkyoku-Iryouka/0000134404.pdf（最終アクセス:2019 年 2 月 13 日）

われわれ薬剤部は薬剤のスペシャリスト集団として、医薬品の適材適所を使い分けられるコントローラーのような役割がとても重要であると考える。ただ、医薬品は薬剤部だけではなく、医師、そして看護師と多職種の手を渡り、患者の元に届く。その道のりの様々なターニングポイントにおいて、効果的に使用することができたならば、より低コストかつ質を維持した理想的な薬物治療を提供できる。看護師の方々は与薬管理に長らく携わっているため、医薬品のその種類や使用量の多さから医療においてどれだけ大きなウエイトを占めているか、嫌というほど実感していただけているのではないかと思う。医薬品を扱う看護職の管理者の方々には目標達成のため、歩みを同じくしていただければ、病院の健全経営化へ向けて前進することができるだろう。

解説	医薬品購入金額の考え方（医薬品費比率の扱い方）

医薬品の購入合計金額が正しいかどうか判断するために、医業収益対薬剤比率を指標として用いる場合がある。

医業収益対薬剤比率は文字どおり医業収入に対する薬剤費の割合を示している。自施設の病院の種別などにより他の病院のそれとは全く異なるため、それぞれの施設で多ければ多いなりの要因を把握し、管理することが大切である。表 5-7 をご参照いただきたい。2014 年度において病院の出費で最も比率が大きいのは官民問わず職員給与であり、全国平均 50% を超えている。この人件費を削除することが経営改善において最も効率的であるが、昨今の診療報酬を得るためには、専任、専従要件を満たす必要があり、現状でも医師・看護師などの不足が叫ば

表5-7 主な経営指標に係る全国平均値の状況

2014年度	職員給与費比率	材料費比率	うち医薬品費比率	減価償却費比率	委託料比率	病床利用率 計	うち一般	うち療養
民間病院	54.2	22.7	11.2	5.3	7.1	79.1		
公立病院（自治体以外）	51.9	28.6	18.4	6.4	6.6	74.3		
公立病院（一般病院全体）	52.8	23.5	11.8	8.5	10	73.4	74.7	76.5

2006年度	職員給与費比率	材料費比率	うち医薬品費比率	減価償却費比率	委託料比率	病床利用率 計	うち一般	うち療養
民間病院	51	24.4	13.5	4.66	6.9	80.5		
公立病院（自治体以外）	49.9	30.4	19.8	6	6	79.8		
公立病院（一般病院全体）	56.2	27.4	14.4	7.9	8.8	77.5	78.5	77.9

出典／総務省:公立病院経営改革事例集, http://www.soumu.go.jp/main_content/000547215.pdf（最終アクセス: 2019年2月13日）

れているなか、削減するということは極めて困難である。そこで経営陣はおのずと、次に多い材料費の削減を検討し、そのなかでも50%のシェアを占める医薬品費を削減することを検討する。

表5-8のように年度間の各費用の比較表を作成した。これは表5-7の2006年度に対する2014年度の割合を示したものである。各項目は病床利用率で除してあり、補正している。実際、2006年度と比較して2014年度では職員給与費率など上昇している項目が多いなか、民間病院、公立病院（一般病院全体）において材料費、特に医薬品費の比率が減少している。特に民間病院のほうが大きく削減しており、当時、民間病院のほうがコスト管理によりシビアであった可能性がうかがえる。自施設の医薬品費比率の推移と比較して現状を把握し、経営管理にお役立ていただきたい。

表5-8 年度間の各費用比較（2006年度に対する2014年度の値）

	職員給与費 比率	材料費 比率	うち医薬品費 比率	減価償却費 比率	委託料 比率
民間病院	108%	95%	84%	116%	105%
公立病院（自治体以外）	113%	102%	101%	116%	119%
公立病院（一般病院全体）	103%	94%	90%	118%	125%

| 解説 | ジェネリック医薬品が経営に及ぼす影響と今後について |

現在、国は医療政策の目玉としてジェネリック医薬品（以下、GE）の使用推進を行っており、2005年度には数量ベースで32.5%であったものが2017年度は65.8%へと飛躍的に上昇している（図5-9）。基本的には「医薬品をGEに切り替える」ことで医薬品の価格を抑制することが可能である。このため、聞き慣れたラキソベロン内用液®（通称ラキソ）はピコスルファートナトリウム内用液®に、鎮咳薬のメジコン®錠はデキストロメトルファン®と名前が違う薬剤へ変わってしまった。

2013年度以降、GE数量シェアの割合は増加しているが、薬剤費全体が抑制されるほどの効果が得られていないのが現状である。これは、GEへの切り替えによる影響が少ないわけではなく、話題となったオプジーボ®などの桁違いに高額な医薬品の出現により相殺されているためである。しかしながらGEへの切り替えが今のように進んでいなければ、より医療費は高騰していたであろう。ただ、本当に薬剤費を減少させたいのであれば、現行の数量ベースをGEへ推進するだけでは目標は達成できないということである。

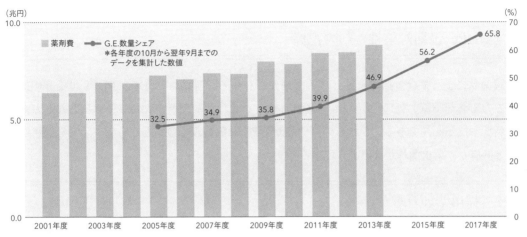

図5-9 薬剤費とG.E.数量シェアの推移
出典 / 厚生労働省: 後発医薬品の使用割合の推移と目標,
https://www.mhlw.go.jp/file/06-Seisakujouhou-10800000-Iseikyoku/0000114903.pdf（最終アクセス: 2019年2月14日）
および、日本ジェネリック製薬協会「ジェネリック医薬品シェア分析結果について」をもとに作成

表5-9 後発医薬品使用体制加算の推移

	2018年度 改定	2020年度 改定
後発医薬品使用体制加算1（85%以上）	45点	47点
後発医薬品使用体制加算2（85%以上）	40点	42点
後発医薬品使用体制加算3（85%以上）	35点	37点
後発医薬品使用体制加算4（85%以上）	22点	（削除）

　また、GEは薬剤費を抑えるだけではなく、その切り替えを加速させるため、DPC係数の上乗せが行われた。現在は後発品使用体制加算と形を変え、診療報酬となっている。後発医薬品使用体制加算は1から4まで分類され、それぞれ、後発品率の割合で加算の点数が変わっている。一番点数が大きいのは後発医薬品使用体制加算1で、患者入院初日に45点算定できる。これを算定するためには3か月平均で85%以上後発品を使用していなければならない。以降加算2から4は徐々に後発品使用率の下限が緩くなり、その分算定可能な点数が減少するといった段階的な診療報酬の体制である。2020年度診療報酬改定では、表5-9のように後発医薬品への移行をさらに後押しする形となっている。

解説	DPC対象施設での医薬品使用の注意点

　DPC対象施設または対象病棟に入院する患者に使用する医薬品費は基本的に包括対象となっているため、必要以上に医薬品を使用すると経営に大きな影響を与えてしまう。

1　DPC 包括対象外薬剤の把握

医薬品によっては包括対象外となる薬剤が存在する。詳細は、「DPC/PDPS 包括評価対象外となる薬剤一覧」（日医工（株）学術部作成）をご参照いただきたい。そのほとんどが高額な新薬や抗がん剤である。これらの医薬品が DPC 対象施設で包括とならないことを医事課などと共有し、請求漏れがないようにする。

2　採用薬の管理

採用薬の GE への変更がポイントである。先発品よりも安価である GE を使用することで薬剤購入額を軽減できる。さらに DPC 対象施設において効率よく経営改善につなぐためには、薬剤の包括率を考慮するとよい。包括率の高い薬剤を優先的にジェネリック医薬品に変えることで、病院の持ち出しの多い薬剤から変更できるため、より経営に良い影響をもたらすことができる。

3　クリニカルパスの管理

不要な投薬の削除、薬剤投与期間の短縮があげられる。特に抗菌薬は高額で、クリニカルパス適応となる手術の術後予防としてパスに含まれることが多い。

八潮中央総合病院でも整形外科の手術クリニカルパスに術後 2 日間の注射剤による抗菌薬投与後、3 ～ 7 日間の内服薬による抗菌薬投与がクリニカルパスになっていた。術後抗菌薬は手術部位にもよるが、最大でも 72 時間以内と日本化学療法学会からガイドラインが発行されている[5]。これは短い日数でも十分効果があることが示されており、かつ耐性菌獲得の軽減という面でも推奨される。当院では薬剤部が主体となり、診療部と相談、ガイドラインだけではなく、文献を用いて協議し、ほとんどのクリニカルパスから内服薬分をパスから削除することができた。

4　がん化学療法レジメンの管理

レジメンとは治療計画書のことで、投与する薬剤（抗がん剤、補液、制吐剤など）の薬剤名や用法用量、投与時間、投与スケジュールなどを時系列で示したものである。このがん化学療法を施行する際、DPC 施設では入院初日に高額である抗がん剤の費用を含む医療資源を回収できるよう、特別な設定となっているため、1 日でも早く退院するようなレジメンをあらかじ

め設定することが経営面では推奨される。もちろん、必要な医療の質は担保されていることが条件となる。一つの目標値として平均在院日数がある。その日数より短いレジメンをクリニカルパスに組み込むことがとても効果的である。がん化学療法のレジメンは厚生労働省 DPC 公開データにあるレジメンと自施設のレジメンを比較分析し、見直しを行う。

5　フォーミュラリーによる薬物治療指針

フォーミュラリーとは、最も有効性・安全性が確立しており、なおかつ経済的でもある医薬品推奨リストのことである。要するに、院内の規定で、薬効と経済性の両方を考慮し、特定の疾患について使用する薬剤をある程度指定するといった取り組みである。これにより、採用薬の数を減らし、在庫金額を減少させることができる。また、効果が同等で医薬品費の安い薬剤があれば、そちらを使用するよう誘導することができ、コストを抑制することができるのである。政府の策定した経済財政運営と改革の基本方針（骨太の方針）に、「生活習慣病治療薬の費用面も含めた適正な処方の在り方の検討」と明記されており、国も推進している政策の一つ

フォーミュラリー運用の具体例　　　　　　　　　　　　　　　　　※聖マリアンナ医科大学病院の事例

	一般名	シンバスタチン	プラバスタチンNa	アトルバスタチンCa		ピタバスタチンCa	ロバスタチンCa
	採用薬 （先発品）	シンバスタチン錠「アメル」 （リポバス）	プラバスタチンナトリウム錠「KH」 （メバロチン）	アトルバスタチン錠「EE」 （リピトール）		ピタバスタチンカルシウム錠「東和」 （リバロ）	クレストール錠 （先発品）
	規格	5mg	10mg	5mg	10mg	2mg	2.5mg
	薬価（円/錠）	27.6	43.0	31.6	60.9	62.2	68.1
適応症	高脂血症	5-10mg/分1	10-20mg/分1-2	－	－	－	－
	高コレステロール血症	－	－	10-20mg/分1		1-4mg/分1	2.5-10mg/分1
	家族性高コレステロール血症	5-20mg/分1	10-20mg/分1-2	10-40mg/分1		1-4mg/分1	2.5-10mg/分1
脂溶性又は水溶性		脂溶性	水溶性	脂溶性		脂溶性	水溶性
LDL-C低下作用の強さ		Standard	Standard	Strong		Strong	Strong

フォーミュラリー小委員会において、有効性・費用対効果等を考慮して、薬剤部の提案により、フォーミュラリーを作成。

薬効群	第一選択薬	第二選択薬	備考	削減効果
PPI注射薬	オメプラゾール注用（後発品）	タケプロン静注用（先発品）		▼1,010,576円
H2遮断薬 （内服薬）	ファモチジン（後発品） ラニチジン（後発品）			▼373,451円
αグリコシダーゼ阻害薬	ボグリボース（後発品） セイブル（先発品）		新規導入においてはボグリボースを優先する	▼1,648,380円
グリニド系薬	シュアポスト（先発品） グルファスト（先発品）			
HMG-CoA還元酵素阻害薬	アトルバスタチン錠（後発品） ピタバスタチン錠（後発品）	プラバスタチン（後発品） クレストール（先発品）	新規導入には後発品を優先する	▼852,574円
RAS系薬	ACE阻害薬（後発品） ロサルタン（後発品） カンデサルタン（後発品）	ミカルディス、オルメテック、アジルバ、（いずれも先発品）	新規導入にはACE阻害薬又は後発品を優先する	▼6,031,539円
ビスフォスホネート剤	アレンドロン酸塩錠35mg（後発品） リセドロン酸Na錠17.5mg（後発品）	ボナロン点滴静注バッグ900μg（先発品）	立位・座位を保てない患者	▼674,945円
PPI経口薬	オメプラゾール（後発品） ランソプラゾール（後発品） ラベプラゾール（後発品）			▼2,459,160円

図 5-10　フォーミュラリー運用実例（聖マリアンナ医科大学病院の例）
出典／厚生労働省：平成 27 年 11 月 20 日　第 91 回社会保障審議会医療保険部会資料 2-3 より引用
https://www.mhlw.go.jp/file/05-Shingikai-12601000-Seisakutoukatsukan-Sanjikanshitsu_Shakaihoshoutantou/0000104774.pdf
（最終アクセス：2019 年 2 月 13 日）

である。厚生労働省の資料には、聖マリアンナ医科大学病院のフォーミュラリーの実例が紹介されている。図5-10によると、たとえば胃酸分泌抑制薬であるPPI経口薬で約240万円、降圧薬であるRAS系薬で、なんと約600万円の医療費削減効果があったというものである。一度フォーミュラリーを作成し周知してしまえば、とても大きな経済効果があるといえるだろう。

解説	医薬品購入業務による影響

病院によっては、医薬品卸業者と年間契約した後、年度当初は契約した単価医薬品の購入・支払いを行うが、当該年度の購入実績を元に値引き交渉を年度末に実施し、年度当初にさかのぼって各医薬品の納入価を再度決定するので、年度当初の価格は暫定に過ぎない、というやり方をしていた施設もある。購入する量に応じて価格を安くすることを要求することは病院経営上、当然の対応とも考えられる。

　一方、国にとってみれば、医薬品の公定価格を定めておきながら、これが市場価格と大きく乖離するため、薬価基準の価格としての機能を損なう。ひいては社会保障給付費を高騰させるうえに、現物給付という保険診療の原則にも反するため、望ましくないと考えられる。

　そこで、国が診療報酬改定とともに行った施策が未妥結減算制度である。これは2014年度から実施されたものであり、暫定価格での取引を抑制して、医薬品の市場での実際の価格を的確に把握するために導入されたものである。たとえば、200床以上の病院は9月末日時点で、妥結率が50％以下である場合、11月1日からの診療報酬が表のように減算されることになる（表5-10）。図5-11の病床別の妥結率推移をみると、2014年から妥結率が大きく上昇しおり、診療報酬改定の効果がはっきりと出ている。ただし、診療報酬の範囲に含まれないその他の施

表5-10　妥結率に係る診療報酬

＜診療報酬＞

許可病床が200床以上の病院において、妥結率が低い場合は、初診料・外来診療料・再診料の評価を引き下げる。		
（新）初診料	214点（妥結率50％以下の場合）	〔通常：288点〕
（新）外来診療料	55点（妥結率50％以下の場合）	〔通常：74点〕
（新）再診料	54点（妥結率50％以下の場合）	〔通常：73点〕

出典／厚生労働省：妥結率が低い保険薬局等の適正化について（いわゆる未妥結減算），一部改変.
https://www.mhlw.go.jp/file/05-Shingikai-10801000-Iseikyoku-Soumuka/0000050112.pdf

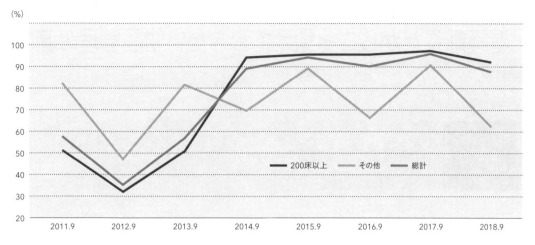

図5-11　病床数別の妥結率の年度別推移
出典/厚生労働省:価格妥結状況調査結果概要をもとに作成

設では、変化がない。総計としては200床以上の施設の影響が大きいため、高い数値を維持する結果となった。その他の施設で2年ごとに乱高下を繰り返しているのは、薬価改定が2年ごとに行われているためであると推測される。今後も高い妥結率が求められるため、購入量による価格の引き下げ要求はしにくく、納入価抑制による経費削減は困難である。

引用文献

4) 厚生労働省　中央社会保険医療協議会　平成28年8月資料:【薬価改定の経緯と薬剤費及び推定乖離率の年次推移】

5) 公益社団法人日本化学療法学会 / 一般社団法人日本外科感染症学会 / 日本化学療法学会 / 日本外科感染症学会
術後感染予防抗菌薬適正使用に関するガイドライン作成委員会編
平成28年4月 資料「術後感染予防抗菌薬適正使用のための実践ガイドライン」

看護師長なら知っておきたいチームで行う病棟経営の知識

支出にかかわる材料費②

看護師長だからこそ覚えておきたい物品管理の基本

解説	看護師長がモノの管理について学ぶ意味

　病院内では一般的なオフィスにて使用されている事務用品や機器に加え、医療品や医療材料など、数多くの物品が使用されている。なかでも医療消耗品は種類が非常に多く、日々の医療行為で使用される消耗品は、不足しないよう在庫の管理をしなければならない。

　病院の物品に関する業務を行っているのは総務課や庶務課とよばれる部署であり、物品に関する業務は看護師がやる仕事ではないと思われている人もいるだろう。しかし、病院で扱う物品の多くは看護部で使用する物品なのである。

　看護師は、業務の多様化、患者の高齢化、医療安全など広くかかわり、日常的にいくつもの業務を同時進行しており多忙な職種である。そのため、救急カートや物品庫の中が煩雑になりがちで、緊急時に必要となる物品が見つからない、どこにあるか探す時間がないと、必要以上に物品を請求してしまう。また、使用頻度に応じて請求するはずが、勘に頼って過剰請求してしまい使用期限が切れてしまうこともある。もちろん季節によって、患者の状態によって必要となる医療物品にも変化があるのだが、「日頃から整理整頓しないスタッフが悪い」「過剰に請求した担当者が悪い」と看護師長自らがモノの管理から目を背けていることはないだろうか。

　企業が成長するために必要な要素や能力として、ヒト・モノ・カネ・情報の4つが経営資源とよばれる。この要素のうち一つでも欠けると、事業は成功しないといわれる。モノの管理は、病院の管理職である看護師長であれば病院経営の一員として、知っておかなければならない。

解説	物品管理についての基礎知識

1　物品管理とは？

　物品管理とは、病院が保有する個々の物品の所在や個数、状態、利用状況を把握し、より効

果的に運用・利用するための業務である。

　これだけだとわかりにくいと感じるかもしれないが、企業や病院に限ったことではなく、実は物品管理は我々の生活のなかにもある身近な「管理」である。

　物を購入する際、目的や必要性があり、どんなシーンで使うか、どれだけの量が必要かを考えて購入することが多いと思う。たとえば、特価品だからと収納に入りきらないほどの消耗品を購入することはないだろう。たいていの人は家にある在庫状況を思い出して、「この期間であればこれくらい必要である」と今までの経験則で物を買っているのではないだろうか。我々はできるだけ無駄なく物を購入し使用する。この当たり前と言える行動を繰り返すことで、実は意識もせずに家庭における物品管理者となっている。

　病院では、病棟で何がどれくらい使われているか、物品の動きをからだで感じることができるようにと、新人ナースの仕事の一つとして物品の請求や補充を任されることがある。物品不足や過剰に在庫を抱えることを繰り返し、経験を重ね、患者一人ひとり、患者の状態によって使用する物品が異なることを知り、業務ごとの必要物品が自然と頭に浮かぶようになった看護師も多いであろう。

2　物品管理の必要性

　物には「必要な物」と「あれば助かる物」、「まったく不要な物」がある。物の優先順位を決め、本当に必要な物は何か明確にしなければならない。

　家庭で使っている洗剤のおおよその値段は知っていても、業務で毎日のように使用する医療品や医療材料について、その値段を知っている人は意外に少ないのではないだろうか。もちろん物品の値段を知らなくても通常業務に支障が出ることはない。

　しかし、すべての物品をだれがどこで使用しているか、どこに保管されているのか皆が把握できていれば、業務効率は非常に高くなる。さらに、物品管理を適切に行うことで必要以上の購入や廃棄を防ぐことができ、経費削減が可能となる。

物品管理を行うメリット

- 無駄な物品を購入せずに済む
- 物品の紛失や盗難を防げる
- 使用頻度の低い物品を減らせる
- 必要な物が足りなくて慌てることがなくなる
- 使いたいときにすぐに使える
- 適正な物の価格を知ることができる
- 棚卸業務が楽になる

3　物品管理の方法

物品管理はメリットばかりなのだからすぐに実施するのが得策、あるいはすでに行っているという病院も多いだろう。しかし実際は、適切な物品管理が行えていない病院も少なくはない。その理由は、適切な物品管理のしくみを整えるために手間も時間もかかってしまうからである。

では、具体的にどのようなことをすればよいのか？

1）カテゴリーを決める

物品を一気に管理しようと思っても、頭のなかは混乱してしまう。これは医療物品なのか、文房具なのか……など、まずは何を整理するのかを明確にする必要がある。

2）物品管理用の台帳を作成する

部署ごとに台帳を作成し、台帳の項目には品名、数量、場所、利用日、利用者などの項目を設定する。何が、どの部署で、どの程度使用されているか一定の期間を設け調査し、最終的には病院全体の物品の種類や使用量を管理する。

3）ラベリングと整理

物品棚にラベルを貼ることで、何がどこにあるかわかるようにしておけば物品を探す手間が省ける。また、物の使用は感覚ではなく目に見える形で管理すること。

4）定期的な棚卸し

どの病院でも年度末には棚卸しを実施していると思うが、半期ごとに行うことで物品の個数を把握できる。それだけでなく、紛失、滅菌切れおよび消費期限切れの物品を発見することができるため、より精度が増す。

5）ルール策定

各部署からの物品請求の期限、申請者の職位によって金額の上限幅を設ける、総務課の発注と検収担当者は別々の者が行い注文内容の妥当性を確認するなど、院内で物品管理のルールを周知し、担当者だけでなく使用者が理解しておく必要がある。

解説	不動在庫は損；在庫と利益の関係

1　在庫と利益の関係

医療業では患者に使用した物品一つ一つで利益計算ができるわけではないので、商業での利益計算で説明する（図5-12）。

> ①利益 ＝ 売上 － 売上原価
> ②売上原価 ＝ 期首棚卸商品（期首在庫）＋ 当期仕入高 － 期末棚卸商品（期末在庫）

図5-12②を見ればわかるように、売れなかった商品は在庫となり翌年度（3月決算の場合）に繰り越される。商品が売れなければ利益計算に出てくることはない。それどころか売れずに残った商品は年月とともに劣化し、商品としての価値、すなわち「資産としての価値」が下がってしまう。物は売値を下げて販売も可能だが、医療物品は販売ができないため在庫管理が

①利益

1つ300円の雑貨を仕入れて500円で販売したとする。1年間で10,000個仕入れ、10,000個売れた場合の売上は500万円になり利益は500万－300万＝200万となる。

②売上原価

3月決算の企業の場合

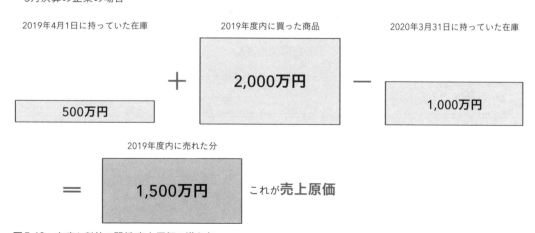

図5-12　在庫と利益の関係;売上原価の導き方

病院経営に与える影響は非常に大きいのである。

　つまり、在庫を過剰に抱えることは現金が減り、病院の資金繰りを圧迫することを意味する。

2　不動在庫とは

　タンスの奥にしまいっぱなしにしてあるタグ付きの洋服。今となっては流行遅れで着られず捨てるのももったいないからそのまま見て見ぬふり、あるいはうっかり忘れて放置など、だれしもが経験していることと思う。

　このように、購入したが長い期間使われていない、また今後使用する見込みもない物を不動在庫とよぶ。

　患者の治療に必要な医療物品がない状況はあってはならない。そのため、病院では必要以上の物品の在庫を抱えてしまうことがしばしばある。「いずれ使うだろうし、不足するくらいなら少しくらい多く在庫しても問題ないのでは」と思いがちである。しかし過剰な在庫管理は、流動性を悪くする。

　しかも、病棟や手術室で高額な物品が使われずに放置されていたら院内は不動在庫だらけとなり、ゆくゆくは消費期限切れの在庫を生みだしてしまう。

　もしも期限切れの物品を患者の治療に使用したら、医薬品に比べ有害事象は少ないかもしれないが医療事故、民事・刑事的責任を問われる可能性、さらには行政処分が決まる可能性もある。

解説	SPD（院内物流管理システム）のしくみ

　病院内では医薬品・医療材料のほかにも治療や診断に要するさまざまな物が使用されている。それらの物品を包括的に管理するSPDシステム（院内物流管理システム）を導入し、病院経営の効率化と安全性の確保を図る医療機関も多い。

1　SPDとは

SPDとは、次の言葉の略である。

> **S**upply（供給）
> **P**rocessing（加工・在庫）
> **D**istribution（配送・分配）

物品の管理と診療現場への供給を集中化し、物品を柔軟かつ円滑に管理するシステム。医療機関内において、在庫切れがなく、使いたいときに物が使え、過剰在庫を抱え期限切れになったり廃棄したりすることを防げる。つまりは、診療現場の業務軽減や在庫軽減につなぐことが可能となる。

2　SPD の運用（図 5-13）

　SPD システムを扱う会社によって違いはあるものの、一般的には、医療現場でよく使用される医療材料（主として消耗品）を SPD システムに登録し物品一つ一つにバーコード付きのカード（図 5-14）を添付する。物品を使うたびに職員がこのカードを剝がし回収ボックスに投函する。委託業者がカードを回収し専用の機械でバーコードを読込み、後日その補充がなされる。
　カードにはバーコードのほかに部署名、物品名、メーカー名、入数、単価や保険請求が可能な償還材料にはその旨が記載されており保険請求漏れを防ぐこともできる。
　SPD システムは定期的に使用するものを登録しなければいけない。というのも、物品を使わなければ当然カードも動かないため、その物は不動在庫となり得る。管理物品リストから削除もしくは定数減少の対象となる。

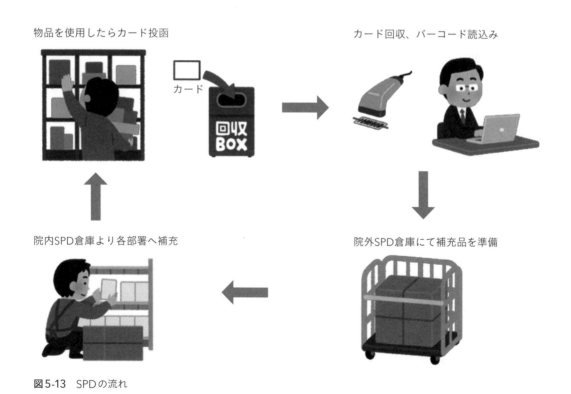

物品を使用したらカード投函　　　　　　　　　　カード回収、バーコード読込み

カード

回収BOX

院内SPD倉庫より各部署へ補充　　　　　　　　院外SPD倉庫にて補充品を準備

図 5-13　SPD の流れ

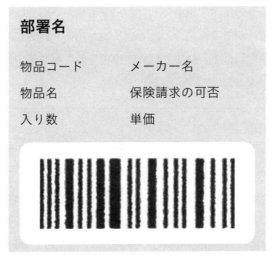

図5-14 SPDカードの例

3 導入のメリットとデメリット

SPDシステムを導入するメリットとデメリットをまとめる。

≪メリット≫
①在庫一元管理、定数化による在庫量の削減（不動在庫の防止）
②院内動線（人、物）の確立
③職員のコスト意識改革
④使用部門の労力が軽減される
⑤請求漏れ防止

≪デメリット≫
①委託費用の負担（100 〜 300万／月）
②委託業者任せになる
③導入後の単価低減効果は大きいが数年で効果が出なくなる可能性が高い

4 看護部としての活用

　一度SPDに登録してしまえば、使用頻度の高い物品は請求せずとも業者が補充し、整理整頓も気にせず物品業務の労務が軽減される。医療材料の手配忘れ、欠品で悩まず患者のケアに

専念したいと考える看護師にとって SPD はとても有用なシステムであることは明らかである。

　ただし、SPD は物品管理のツールの一つであり、SPD を導入すれば物品の適正価格を知ることができるわけではなく、価格交渉をしてくれるわけでもない。不動在庫になりうる物品の登録を継続するか停止するかの判断は、医療現場で決めなければならない。

　物品の適正在庫量や使用率など SPD を導入しなければわからなかった情報を得ることができるようになるが、その情報を生かすか否かは職員に委ねられる。

　また、定期的に物品の種類や数量を見直したり、ディーラーとの価格交渉をするのは引き続き病院職員である。SPD 業者、病院総務課に任せきりにならぬよう看護部でも物の管理意識はもっていてほしい。

| 解説 | 設備関係費の基礎知識 |

1　設備関係費

　病院の経費の多くは人件費であり、医薬品・材料費や委託費、設備関係費などが上位にあげられる。そのなかで、漠然とした項目でわかりにくいであろう「設備関係費」には器機賃借料、修繕費、減価償却費、固定資産税などが含まれる。ここでは、それらの用語を解説する。

1）機器賃借料
　病院の設備や備品をそろえる際、購入する代わりに借りることで費用を抑えることができる。これがリースとレンタルである。よく聞く言葉ではあるもののこの 2 つの違いを一言で言い表すならば、リースは特定の企業（病院）・個人に比較的長期間貸すこと、レンタルは不特定多数の企業（病院）や個人に短期間貸すことである。

　医療機器では、高額である MRI や CT、時期・患者によって必要数が増減される人工呼吸器や輸液・シリンジポンプなどでリース契約を結ぶことが多い。

　借りた物を壊してしまった場合、レンタルは保守修繕義務がレンタル会社にあるが、リースは借りた人（病院）になるので修繕義務が発生する。そのため借りた人（病院）は別に販売会社との間で保守契約を結ぶことになる。

2）修繕費
　修繕費とは、事業用に利用している資産に対して、維持管理や修理をするための支出であ

る。機械や建物、備品などの保守点検（メンテナンス）費用、建物や機器を修理したときに使う費用がそれに当たる。では、どんな修理が修繕費となるのか。

たとえば、長年使った外来受付カウンターが劣化してきたとする。そこで2つの案を思いついた。

A：30万円かけて壊れているところを修理したい
B：100万円以上かけて高級カウンターに作り変える

A、Bともに現状よりも良くなるのは同じであるが、税金を計算するうえでは大きな違いがある（図5-15）。Aは壊れた部分だけを修理し元に戻す行為であるが、Bは修理したことで今までよりも良い物にしたので、新たな資産を取得したものと認識されるためである。

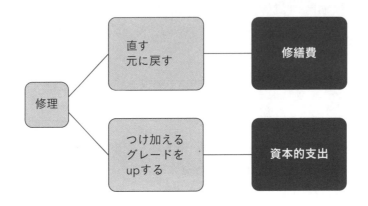

図5-15 修繕費と資本的支出の違い

2 減価償却

減価償却とは「高額で、長期にわたって利用できるもの」を数年・数十年にわたって少しずつ経費として計上するしくみである。高価な物を購入しても全額を一気にその年の経費にするのではなく、何年かに分割して1年ずつ費用化する。

たとえば、1000万円の人工呼吸器を購入したとする。単純にこの1000万円を全部その年に費用として計上したとする。一見簡単で良さそうだが、本当にこれでよいのだろうか。

人工呼吸器は当然1年だけ使って終わりではなく、ある程度長い期間使うつもりで購入するであろう。そのため、費用を購入した最初の年だけ計上するのではなく何年かに分けて費用にする。

このように、ある程度長期的に使用することを想定して支払われた費用は、使う年数に応じ

て少しずつ費用にすべき、この考え方が減価償却である（図5-16）。

　この図で、5年目に1円になっている理由だが、これは完全に0円にしてしまうと簿外、すなわち固定資産台帳から消えてしまうため、価値が喪失した資産を会計上記録する手段である。簡単に言えば昔買った物がいつ、いくらで買った物か忘れないようにしておくためであり、この価格を備忘価額という。備忘価額の1円は物がある限り固定資産台帳に残すことになっている。

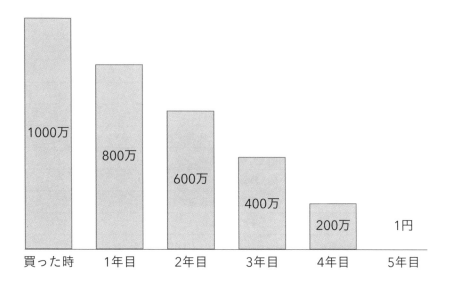

図5-16　減価償却の考え方

3　固定資産

　企業や病院で長い期間使う物を固定資産という。ただし、長く使うからといっても文房具や制服など、安価な物は消耗品費となるため含まれず、固定資産は10万円以上の物だけと決められている。

　たとえば1台9万円のパソコンであれば前述したように消耗品費である。では1台9万円のパソコンを2台購入した場合はどうか。結論から言うと、物の総額ではなく単価での判断になるため、極端な話10台で90万円であっても1台当たりの単価が10万円未満なので消耗品費となる。しかし、同じパソコンでも高スペックのもので1台50万円のパソコンを購入した場合は固定資産として計上される。

　人工呼吸器を購入した話に戻して、では人工呼吸器は何年使うのか？

　2〜3年で買い替える医療機関があれば、10年以上使うという医療機関もあるとする。医療機関によって使用する期間が異なり、その期間で減価償却を計算すると恣意性が問題にな

る。そのため、このような問題に対して、便宜的に「こういう物はおおよそこの程度の期間使う」と決められており、この期間を耐用年数という（表5-11）。

表5-11　耐用年数（抜粋）

構造・用途	細目		耐用年数
医療機器	消毒殺菌用機器		4年
	手術機器		5年
	血液透析又は血しょう交換用機器		7年
	ハバードタンクその他の作動部分を有する機能		
	回復訓練機器		6年
	調剤機器		6年
	歯科診療用ユニット		7年
	光学検査機器	ファイバースコープ	6年
		その他のもの	8年
	その他のもの	陶磁器制・ガラス製のもの	3年
		主として金属製のもの	10年
		その他のもの	5年

出典／国税庁ホームページ https://www.keisan.nta.go.jp/survey/publish/34255/faq/34311/faq_34359.php より引用（最終アクセス：2019年1月25日）

＊＊＊

　高齢化が進むとともに医療費の増大が国の財政上大きな問題となっており、医療費削減に向けた取り組みがなされている。今後も診療報酬は先細りしていくと思われ、人手不足による労働環境の悪化、医療サービスの質の低下も問題視されている。

　また、看護師が患者のケアだけを行えばよい時代は終わり、今後はコスト意識をもてる教育が必要になると思う。そのために大きな削減効果を目指すのではなく、まずは毎日使う物の管理から初めてみてはいかがだろう。大切なのは変えようとする気持ちとスタッフ一人ひとりの意識である。

看護師長なら知っておきたいチームで行う病棟経営の知識

支出にかかわる材料費③
医療機器のコストと診療報酬で得られる収入から経営貢献を考える

看護師長が診療報酬と医療機器のコストを学ぶ意味

　現在、医療技術の進歩に伴い、医療機器の高度化・複雑化が進んでいる。そのため、医療現場で取り扱う機器は増加する一方である。医療機器の保守点検は臨床工学技士が行っているが、実際の医療現場では看護師が最も医療機器に触れる機会が多い。しかし、実際に医療機器の価格や診療報酬を理解している看護師は少ない。それらを理解することで、機械の落下や破損、消耗品の紛失に対する管理の意識が高まるのではないか。

　機器の選定の際、操作性・機能性・安全性を考慮することはもちろんであるが、それらを追及していくと購入費用が上昇し、病院経営を圧迫しかねない。価格やランニングコストも含め、評価していき、その機能・性能が価格に見合っているのかを判断できるようにならなければならない。また、減価償却の考え方を理解し、機器導入時の予算回収計画に役立て、計画的に病棟運営を行う必要もある。

解説	減価償却

　減価償却とは、高額な機器などを購入した際、一度に経費に計上せず、数年に分けて計上することをいう。医療機器などは高額なため、一度に経費として計上した場合、営業利益率を悪化させてしまう可能性があるため、このような措置をとる。減価償却には、以下のような注意点がある。

> ・10 万円未満は減価償却しない（消耗品扱いとなる）。
> ・10 万円以上 ~30 万円未満は通常の減価償却、一括償却、少額減価償却資産の特例から選択する。
> ・30 万以上は通常の減価償却。

1　減価償却率の計算方法

　計算方法は「定額法」と「定率法」の2種類がある。

　定額法は毎年同じ金額を費用に計上して減価償却する方法で、計算が簡単にできて計画が立てやすい特徴がある。

　一方、定率法は残っている資産の価値に対し一定の割合で減価償却する方法で、最初の頃の年が高くなり、徐々に金額が下がっていく。定率法はあらかじめ手続きが必要となる。

　今回は定額法による減価償却の計算式を解説していく。

2　定額法による減価償却

　計算式は次のようになる。

減価償却費 ＝ 取得価額 × 定額法償却率（耐用年数による）

　耐用年数（減価償却を分割する年数）は税法上で一律に決まっていて、医療機器も減価償却資産に含まれるため、機器ごとに耐用年数が定められている。ちなみに、医療機器の添付文書には「耐用期間」と記載されているが、これは機器の標準的な使用状況で信頼性・安全性が維持できなくなると予想される耐用寿命のことで、医療機器の買い替えを考慮することが望ましい。

　器具や備品の耐用年数は、手術機器5年、回復訓練機器6年、調剤機器6年、ファイバースコープ6年、X線その他の電子装置を使用する機器4年、救急医療機器4年、金属製医療機器10年、陶磁器製やガラス製の医療機器3年と国税庁によって定められている。これらを基に償却率を計算し、減価償却を求める。償却率は、「1 ÷ 耐用年数」で求められる。耐用年数5年の手術機器ならば、1 ÷ 5 ＝ 0.2 となる。

　また、ほかの医療機器の耐用年数と償却率を見てみると、人工呼吸器は5年、超音波診断装置は6年の耐用年数で、償却率は耐用年数2年で0.5、5年で0.2、6年で0.167の定額法償却率である。例として、超音波診断装置（500万円）を購入した場合を考えてみよう。超音波診断装置の耐用年数は6年と定められている。償却率表において、耐用年数6年の定額法償却率は0.167となるので、

500万 × 0.167 ＝ 83.5万円

　したがって、減価償却は83.5万円である。

| 解説 | 医療機器にかかるコストと、その医療機器から得られる収入を考える |

医療機器にかかるコストは、その後に医療機器を使うことで回収していく必要がある。ここでは、人工呼吸器と輸液ポンプの導入にかかるコストとその後に得られる診療報酬による収入について、それぞれみていく。

1 人工呼吸器の場合

人工呼吸器を装着した場合、「人工呼吸器加算」と「人工呼吸」の診療報酬が算出可能となり、人工呼吸器加算は1回限り、人工呼吸は装着している限り算出可能となる（表5-12, 5-13）。

実際に、人呼応呼吸器本体と保守点検費用、ランニングコストがどのくらい発生しているかをシミュレーションしてみよう。

たとえば、表5-14のように、A ～ C社から販売されている人工呼吸器があるとする。本体価格だけを比較すると、A社が一番安価である。かし、保守点検費用をみると一番高額であり、3年間使用した場合、総額でB社を逆転する。このように、本体価格のみではなく、保

表5-12　C164　人工呼吸器加算

①陽圧式人工呼吸器 注：気管切開口を介した人工呼吸器を使用した場合に算定する	7480点
②人工呼吸器 注：鼻マスク又は顔マスクを介した人工呼吸器を使用した場合に算定する	6480点
③陰圧式人工呼吸器 注：陰圧式人工呼吸器を使用した場合に算定する	7480点

表5-13　J045　人工呼吸

①30分までの場合	242点
②30分を越えて5時間までの場合に30分又はその端数を増すごとに50点を加算して得た点数	242点
③5時間を越えた場合（1日につき）	819点

表5-14　人工呼吸器比較

	価格	保守点検費用	ランニングコスト
A社	200万	50万円/年	部品交換5万円/年
B社	350万	20万円/年	
C社	1000万	25万円/年	3万円/回

※機械などの価格は架空の金額とする。

守費用も計算したうえで購入を検討することが望ましい。

1) 人工呼吸器（300万円）を購入した場合の減価償却

減価償却は「所得価額×定額法償却率（耐用年数による）」で求められる。人工呼吸器の耐用年数は5年であり、償却率表では定額法償却率は0.2となるので、

$$300万 \times 0.2 = 60万円$$

したがって、減価償却は60万円となる。

この場合、60万の減価償却に対し、人工呼吸器装着件数が8件（1回7480点）、装着日数が73日（人工呼吸819点）もしくはその両方を足して60万円を超えれば、経営的にプラスとなる。

2) 人工呼吸器（1000万）を購入した場合の減価償却

減価償却を求める式は①と同様である。人工呼吸器の耐用年数は5年であり、償却率表では定額法償却率は0.2となるので、

$$1000万 \times 0.2 = 200万円$$

減価償却は200万円となる。この場合、200万の減価償却に対し、人工呼吸器装着件数が27件（1回7480点）、装着日数が244日（人工呼吸819点）もしくはその両方を足して200万円を超えれば、経営的にプラスとなる。

人工呼吸器を購入する際、機能・安全性は重要である。しかし自分たちの病院がどの程度の装着件数を見込めるかシミュレーションし、価格を検討することも重要である。

3) 人工呼吸器使用時の回路にかかるコストを検討する

人工呼吸器を使用した際、様々な回路が存在する。人工鼻を使用する病院もあれば、加温加湿器を使用する病院もある。

そこで人工鼻と加温加湿器のコストを比較する（表5-15）。

加温加湿器を購入する際、比較的高額のコストが発生する。また、加温加湿器を使用する場合、人工呼吸器で使用するディスポーザブル回路も約4倍の価格となる。しかし、熱線が入っているため、加温・加湿能力は高い。

人工鼻のほうが安価ではあるが、24時間で交換が必要となり、交換の際、人工呼吸器関連肺炎（ventilator-associated pneumonia：VAP）の発生や肺胞の再虚脱が考えられる。その

ようなことを考慮したうえで、使用方法を決定していくことが望ましい。

表5-15 加湿器のコスト

	価格	回路価格
人工鼻	単価1200円	単価1500円
加温加湿器	1台30万円	単価5000円

※機械などの価格は架空の金額とする。

4) NPPVの回路・マスクの価格を念頭に置く

NPPVの回路・マスクの価格もあまり知られておらず、一患者に何個も使用することがある。マスク・回路価格も頭に入れておいてもらえれば、コスト削減につながるかもしれない（表5-16）。

患者に痛み・違和感なく使用していただくのが大前提ではあるが、最初の装着の段階で適切なマスクを選択することができず、何種類も取り付けると、それだけでもコスト消費となってしまう。

表5-16 NPPV

	価格	保守点検	回路	マスク
購入	350万円		約5000円	約5000円

※機械などの価格は架空の金額とする。

2　輸液ポンプの場合

精密持続注入を行った場合は、精密持続注入加算として、手技により算定した点数に1日につき80点を加算する。

①「通則4」の精密持続点滴注射は、自動輸液ポンプを用いて1時間に30ml以下の速度で体内（皮下を含む。）又は注射回路に薬剤を注入することをいう。
②1歳未満の乳児に対して精密持続注入を行う場合は、注入する薬剤の種類にかかわらず算定できるが、それ以外の者に対して行う場合は、緩除に注入する必要のあるカテコールアミン、βブロッカーなどの薬剤を医学的必要性があって注入した場合に限り算定する。

購入、リース、リース（保守付き）、レンタルの比較を**表5-17**にまとめた。

価格でいうと、購入が1番安価である。しかし、更新の決済が下りず、なかなか更新できな

いまま何年も同じポンプを使用せざるを得なくなる場面が想定される。

その点、リースは5年更新となっており、5年ごとに新規のポンプと交換できるメリットがある。

また、保守付きのリースの場合、故障しても余分に修理費用が発生しないメリットがある。

表5-17　輸液ポンプ

	価格	ランニングコスト
購入	30万円	故障時
リース	35万円	故障時
リース（保守付き）	約45万円（5年間）	なし
レンタル	1か月2万円	なし

解説	医療機器のコストは購入費が回収できるかを検討しよう

現在、医療機器の高度化・多機能化は進む一方である。その恩恵を受け、業務量軽減・効率化が行われている。しかしながら高額な医療機器の導入が経営を圧迫しているのも事実である。

機器購入の際、購入費用回収が可能かどうかを適切にシミュレーションすることで余分なコストの削減が実現可能ではないか。診療報酬点数を理解し、自分たちに適切なスペックの機器を選定していくことでも余分なコストの削減ができる。機器の価格・ランニングコストを理解することで、機器の転倒・転落、破損、紛失を少しでも減少させるよう教育していくことでも経営に貢献できる。

看護師長なら知っておきたいチームで行う病棟経営の知識
入院患者数は病院経営のバロメーター
紹介患者・救急搬送患者を増やし病院経営に貢献する部署づくり

　入院患者の経路は、紹介・救急搬送・外来の3つに分かれる。

　この論稿では、筆者が2019年まで所属していた八潮中央総合病院（以下、八潮中央）の医療連携相談室での事例から、紹介患者・救急搬送患者を増やし病院経営に貢献する部署づくりについて考えたい。

　八潮中央では紹介患者数、外来患者数、救急搬送患者数、救急搬送入院率、そして病床稼働率のマネジメント目標を設けており、月ごとに目標が達成できたか否かを分析し、院内会議で共有している。

　筆者は医療連携相談室で、紹介患者の相談窓口として、開業医や近隣医療機関、介護施設からの受診・入院相談を受けていた（図5-17）。

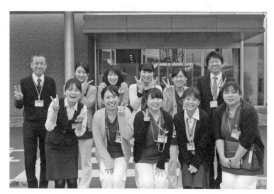

図5-17　医療連携相談室のスタッフ

医療連携相談室の業務

　医療連携相談室は、事務部門に所属しており、事務職と社会福祉士が在籍している（2019年2月現在　事務職4名、社会福祉士7名）。医療連携相談室が担う業務は、大きく前方連携業務、後方連携業務の二つに分かれている（図5-18）。

　前方連携業務とは、八潮中央から見て前方（開業医、病院、介護施設）からの受診・入院調整や返書の管理を行い、事務職が中心に、八潮中央に集まってきた紹介状と、八潮中央が発行した紹介状（逆紹介）のデータ管理をしている。集計したデータは、後述する「求められるニーズの分析」にて活用している。

　また、八潮中央の診療機能において専門外や、満床等の理由で転送を行う場合に、医師から

の依頼で介入している。その際は、近隣医療機関の診療科や受け入れ可能の検査・手術等が網羅された資料を作成し、活用しており、情報は日々更新している。

　前方連携は事務職が中心で行っているが、患者のトリアージや入退院調整の関連で看護部との連携が密である。また、受診・入院調整はいつでも対応できるように、社会福祉士を含めた医療連携相談室スタッフ全員が対応できるように指導している。

　また、後方連携業務とは、入院患者が退院する際に、適切な療養環境を継続して提供するための業務であり、在宅医療や転院・介護施設入所の調整を行っている。カンファレンスの参加や病状説明の立会いを行うので、社会福祉士と入退院支援看護師が共に後方連携業務を担っている。

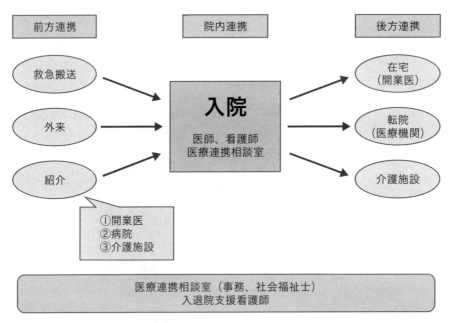

図5-18　八潮中央総合病院における医療連携部門の構成概念

紹介率および逆紹介率とは

　八潮中央では、紹介率と逆紹介率を以下のようにとらえている。

　高度な医療を提供する医療機関にだけ患者が集中することを避け、症状が軽い場合は「かかりつけ医」を受診し、そこで必要性があると判断された場合に高い機能をもつ病院を紹介受診する。そして治療を終え症状が落ち着いたら「かかりつけ医」に紹介し、治療を継続または経過を観察する。これを地域全体として行うことで、地域の医療連携を強化し、切れ目のない医療の提供を行うことができる。

紹介率が指標化されたのは、2000年4月の診療報酬改定で「急性期病院加算」が新設されたことがきっかけである。急性期病院加算とは、紹介率30%以上、平均在院日数20日以下を達成すれば、入院患者に対して入院初日から14日間155点の加算が認められるというものである。この加算ができたことで、病院は紹介患者を獲得するために、医療連携室を新設して「営業活動」を始めるようになった。また、収益の低い再診患者を開業医等へ逆紹介していく取り組みも行われるようになった。しかし、2006年4月の診療報酬改定で紹介率に関する加算は廃止となった。

　代わりに診療報酬で新たに認められることになったのが、地域連携診療計画管理料・地域連携診療計画退院時指導料、地域連携退院時共同指導料といった後方連携の取り組みを評価するものである。これを受けて多くの病院は、医療連携部門にこれまで紹介患者の窓口となっていた前方連携を担う事務職員に加え、退院調整を行う看護師やMSWを配置し、後方連携の取り組みを重視するようになった。

　その後、がん治療連携計画策定料・がん治療連携指導料、介護支援連携指導料の新設を経て、2016年診療報酬改定では、退院支援加算が新設され、病棟ごとに専任の退院調整担当者を設置することが施設基準となった。退院支援加算は、2018年診療報酬改定で入退院支援加算に変更となり、従来の入院後の治療内容・入院生活の説明から、入院前の外来〜入院〜来院後の在宅生活まで、切れ目のない支援体制が求められるようになった。

　このように、現在は診療報酬に直結してはいないものの、紹介率・逆紹介率は地域の医療機関との連携の度合いを示す指標であると考える。

　医療連携相談室としては、前方連携（紹介患者の受け入れ）から後方連携（退院調整、在宅療養支援）までの幅広いネットワークが求められている。

紹介元別の連携強化

　紹介患者の紹介元は大きく3つに分かれる。以下に紹介元別の連携強化方法について述べる。

┃ 開業医

　八潮中央では所属する草加八潮医師会を中心に、八潮中央から半径10km圏内の開業医にターゲットを絞り、営業活動を行っている。

　営業活動した開業医以外でも、紹介を受けた開業医には返書を直接届けながら訪問を行う。訪問時は、年に一度作成している「八潮中央総合病院 診療案内」を持参し、八潮中央の診療機能のPRと新任医師や機器の案内を行っている。その際に心がけていることは、開業医との会話のなかで、一方的なやりとりにならないようにすることである。

開業医も忙しいなか応対してくれているため、手短に済ませることは大切だが、開業医のニーズを知るには、「こういう患者さまはいませんか？」「何かお困りの症例はありますか？」といった言葉を使うようにしている。

また、開業医との医療連携で大切なのは、返書の徹底である。せっかく紹介をいただいたのに、返書を忘れてしまったり、返書の内容が乏しいのでは失礼にあたるので、診療部の会議などで返書の大切さを医師に伝えている。

2　病院

八潮中央のPR等については開業医に対するものと同じだが、病院の場合、窓口となるのは医師よりもわれわれと同じ医療連携部門であることが多いので、その部門の方たちと日頃から良好な関係をつくるようにしている。

また、埼玉東南部医療連携実務者協議会＊という、医療機関の医療連携部門の実務者たちで定期的に集まり、情報交換や勉強会を開催し、親睦を深めている。

日頃から協力関係を結ぶ医療機関も、それぞれ異なった機能を有しており、実務者たちの知識にも差がある。そうした者どうしが顔の見える関係性を構築することにより、よりよい医療連携が実現すると感じている。

3　介護施設

八潮中央には協力医療機関として契約している介護施設が14か所あるが、近年、市内近郊に有料老人ホーム等が増加しているため、契約にかかわらず受診・入院の相談に応じて受け入れを行っている。

市内唯一の介護老人保健施設は、幸い当法人の施設なので、互いのベッド状況を毎日Web上で把握し、ベッドコントロールに反映している。

昨今、特別養護老人ホームが相次いで開所し、介護老人保健施設は利用者集めに苦労している。介護老人保健施設との連携においては、治療の必要な患者は速やかに病院が受け入れ、治療終了後または在宅退院困難な患者は介護老人保健施設に紹介することで、病院の在院日数短縮化と介護老人保健施設の稼働率向上につなげている。

時には、八潮中央の事情（ベッド満床や専門外など）で受け入れができない症例もあるが、その際は①受け入れができない理由を明確に説明し、②ほかに紹介できそうな医療機関はないか、紹介元である八潮中央が伝えることで、次の相談につながるような応対を心がけている。

＊著者注：川口市、越谷市、春日部市、草加市、八潮市、三郷市、吉川市、松伏町（一部さいたま市、戸田市、久喜市）の医療機関に勤務している医療連携・医療相談・退院支援看護師の集まり（2019年1月現在48医療機関が登録している）。

救急搬送患者を増やすためのアプローチ

　救急搬送については、救急外来に所属している看護部が中心となって毎月委員会を開催し、受け入れ率や断り症例の分析、協議を行っている。

　病院としても、救急搬送は極力受け入れる方針を掲げており、委員会には各医局をはじめ看護部・診療技術部・事務部の全部署の職員が参加し、委員会とは別に症例検討会も定期的に開催している（図5-19）。

　八潮市では、八潮市消防署が病院の比較的近くに位置していたことから、消防署と病院職員との症例検討会の定期開催や、八潮中央の新人向け研修に救急隊を招いたり、インフルエンザの時期には八潮中央医師・看護師が消防署に出向して集団ワクチン接種を行うなど、日頃から業務交流を図ってきた。

　2016年4月、消防の広域化により草加八潮消防局が発足し、消防局とはこれまで以上に連携を図っているところである。

　医療連携相談室としては、毎月の当直担当医表を消防局に届けた際に情報交換を行っている。また、新任医師が入職した際、医師と共に消防局を訪問するようにしている。

　開業医や消防局の救急隊と八潮中央の医師が直接話をすることが何よりの医療連携であり、その後に円滑にことが進むと、この仕事の醍醐味を感じるものである。

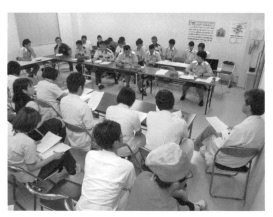

図5-19　消防局と当院の合同カンファレンス

地域・紹介患者の分析

I　求められるニーズの分析

　外来患者を増やすには、八潮中央に求められるニーズを考える必要がある。八潮市の人口（年齢別、地域別）、近隣の医療機関数（病床種別、診療科）を分析することで、八潮中央に求

められるニーズがみえてくる。

　たとえば、八潮中央周辺に30 〜 50歳代の人口が増えたと分析された場合、小児科・婦人科のニーズが高いと考える。この場合のニーズとして、医師の採用、環境整備（授乳室やおむつ替えシートの案内）、業務改善（婦人科患者の問診場所の工夫）などがあげられる。

　紹介患者の分析については、診療科別・医療機関別（所在地）の視点で数字を出し、変動した原因を考える。たとえば、著しく紹介が減少した診療科があれば、その科の医師・看護師から意見を聞くなどして、改善・工夫できることはないか、みんなで検討する。

　また、紹介患者のうち入院となった件数も分析している（紹介入院率）。八潮中央では、紹介患者（初診）のうち約3割が入院した場合、紹介患者数と病床稼働率において、マネジメント目標が達成される傾向にある。紹介患者数のみ目標達成しても病床稼働率が低い場合は、紹介患者の軽症化が考えられる。

2　院内連携の重要性

　紹介入院率を上げるには、先述したように、開業医・病院・介護施設に対してアプローチするとともに、院内全体で積極的に入院を受け入れる姿勢が求められる。

　医師の意識、看護部の円滑なベッドコントロールなど、現場のパフォーマンスを上げることも大切である。そのため日頃から現場と積極的にコミュニケーションをとり、上司である事務長との情報共有をこまめに行うことを心がけている。

　筆者はこのような取り組みを「院内連携」と呼んでおり、医療連携相談室の職員には常々「院内連携なくして医療連携はない」と指導している。

　対外的な活動が多い部署だが、足元である院内連携に支障があると、理想とする医療連携は実現しない。病院全体が紹介患者と地域の医療機関・施設に思いやりをもって診療にあたることが必要である。

八潮中央の広報および地域活動

　最後に、医療連携相談室が力を注いでいる事業を紹介する。地域に向けた取り組みとして、八潮中央では八潮市出前講座における職員の派遣、八潮市内イベント救護班への看護師派遣、市民まつりへの参加を積極的に行っている。

　八潮市出前講座とは、あらかじめ市に登録された講座の受講を希望する企業、団体へ出向いて講座を行うしくみである。八潮中央は①外科医師による乳がん講座、②神経内科医師によるリウマチ・膠原病講座、③リハビリテーション科による健康ストレッチ（図5-20）、熱中症対策講座、④糖尿病ケアチームによる生活習慣病講座、⑤栄養科による食生活改善講座を登録しており、2012年から職員を派遣している。いずれの講座も好評で、2018年度は25件実施

し、通算で136件になる。

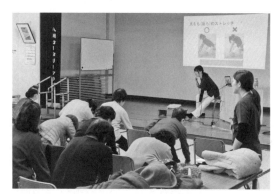

図5-20　リハビリテーション科の出前講座

　また、看護師を派遣しているイベントは、市内の祭り、駅伝大会、体育祭などであり、年間をとおして多数依頼がある。

　最近では、広報誌の企画をとおして学校との連携も盛んである。小学校では、八潮中央感染委員会メンバーによる出張手洗い講座や、小学校からの依頼で八潮中央の見学会（「町たんけん」という授業の一環）を行い、中学校・高等学校では、院内コンサートによる吹奏楽部の派遣、看護部・放射線科・検査科の職業体験、リハビリテーション科の学校班による「部活動の事故防止」の講座を実施している。

　学校との連携は児童・生徒のほか、教職員やPTA、保護者と接する機会となり、交流をとおして八潮中央のイメージがよりよいものになることを目的としている。

　以上のような地域活動は、毎月発行している広報誌や病院ホームページのブログにおいても積極的に発信している。

　このように八潮中央が地域との交流を積極的に行っているのは、八潮市役所に長年勤務した方が、縁あって2012年から医療連携相談室で働いているからである。市役所の部長職であった経験と知名度を生かし、行政機関や学校などの市内機関との連携を図ったのである。

＊＊＊

　以上が医療連携相談室が取り組んでいる、入院患者数の増加をはじめ病院経営に直結する業務である。医療連携相談室の理念は「医療連携を通じ、近隣医療機関・介護施設との信頼の構築」である。医療連携の根源は人間関係、コミュニケーションであり、いかに信頼関係を構築するかが重要である。それはわれわれ医療連携スタッフだけでなく、病院職員一人ひとりが院内外問わず相手の立場に立って行動することから始まるのである。

参考文献
• 木佐貫篤, 他：病院経営に貢献できる地域連携実務 データ活用とツール集, 日総研出版, 2016.
• 病院経営に参画する連携室になる！, 地域連携 入退院と在宅支援, 7・8月号：25-36, 2016.

看護師長なら知っておきたいチームで行う病棟経営の知識

なぜ今、看護にとって入退院支援が旬であるのか

フローレンス・ナイチンゲールの『看護覚え書』に「健康な人間も、病人にまじって寝る生活を続けていると元気を失っていく。回復期にさしかかった患者をなるべく早く病院施設から回復施設へ移すこと、これが重要な点だと思う」とある。これはまさに昨今の医療課題そのものである。近年、高齢社会が急速に進み、入院患者の高齢化だけではなく病態が重症化・複雑化し、入院期間が長期になってきている。

図5-21は75歳以上人口の将来推計である。2015 ～ 2025年の伸びは、八潮中央総合病院（以下、当院）のある埼玉県が、全国で最も高くなっている。このように高齢者が多くなり、入院期間が長期に及ぶことで、患者のADLの低下⇒在宅への退院困難⇒施設入所・転院と、さらに入院期間を必要とする事態を引き起こしてしまう。入院期間の長期化は、病院側としても入院料の低下やベッド回転率の低下などにつながり、収益に影響を及ぼす事態となる。

われわれ看護師は、患者とかかわるなかで身体的な側面だけではなく、精神的・社会的側面の情報を収集し、アセスメントを行い、患者に必要なケア計画を立てる。そのかかわりは患者

2015 ～ 2025 ～ 2040年の各地域の75歳以上人口の状況

○ 75歳以上人口は、多くの都道府県で2025年頃までは急速に上昇するが、その後の上昇は緩やかで、2030年頃をピークに減少する。
○ 2015年から10年間の伸びの全国計は、1.32倍であるが、埼玉県、千葉県では、1.5倍を超える一方、山形県、秋田県では、1.1倍を下回るなど、地域間で大きな差がある。

• 75歳以上人口の将来推計（平成27年の人口を100としたときの指数）

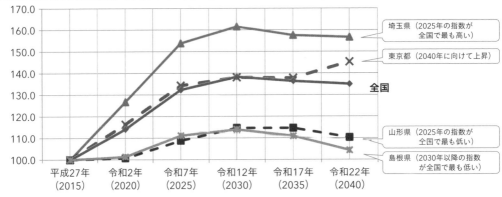

国立社会保障・人口問題研究所「日本の地域別将来推計人口（平成25（2013）年3月推計）」より作成

図5-21 75歳以上人口の将来推計（平成27年の人口を100としたときの指数）
出典／厚生労働省：地方制度調査会専門小委員会 厚生労働省ヒアリング資料 2040年頃の社会保障を取り巻く環境より引用、一部改変.
http://www.soumu.go.jp/main_content/000573859.pdf（最終アクセス：2019年2月13日）

だけではなく患者を取り巻く家族にも及ぶ。

診療報酬に記載されている入退院支援加算の要件となっている「退院困難な要因」においては、看護師がかかわり支援していく項目が多く、在宅（入院前の外来通院）―入院―在宅（退院後の外来通院）と切れ目のない支援が求められている。これほど看護の力が求められている時代もないのではないだろうか。

解説	入退院支援における診療報酬の移り変わり（退院調整から入退院支援まで）

図 5-22 は 1965 年以降の、65 歳以上の高齢者を支える 20 〜 64 歳の割合を示している。

1965 年は高齢者 1 人に対して 9.1 人で支える「胴上げ型」であったが、2012 年には 2.4 人で支える「騎馬戦型」、2050 年には 1.2 人で 1 人を支える「肩車型」になると予想されている。

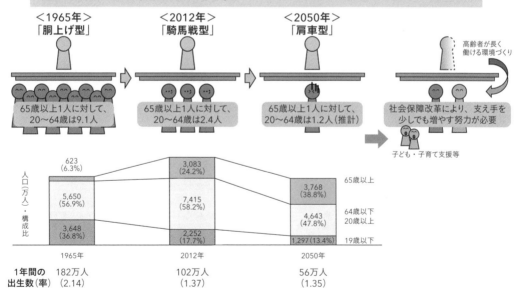

図5-22 社会保障の維持・充実
出典 / 財務省HPより引用, https://www.mof.go.jp/comprehensive_reform/gaiyou/02.htm（最終アクセス: 2019 年 2 月 13 日）

1 退院調整の時代

　診療報酬においては、2002 年に「退院指導計画の作成・実施」が初めて設定され、一般病院における退院に向けたケアを評価する「急性期入院加算等の施設基準」が設けられた。2004 年には「亜急性期入院医療管理料」が新設され、「専任の在宅復帰支援の担当者の配置」が要件となり、退院支援を行う人員の配置が診療報酬に初めて明記された。

　2008 年には、長期療養者・後期高齢者に対する「退院調整加算」と「総合評価加算」が新設され、施設要件として「退院調整部門」の設置が求められた。総合評価加算は、介護保険法施行令第 2 条各号に規定する疾病を有する 40 歳以上 65 歳未満の患者または 65 歳以上の患者に対して、入院当初に身体機能や退院後に必要となり得る介護サービス等について総合的に判断し、治療や退院支援に活用する取り組みを評価するものである。このように 2002 年以降、退院指導計画の作成・在宅支援担当者の配置・退院調整部門の設置と、徐々に退院支援のための院内システムの設置が促進されてきた。

　その後の 2010 年には、入院中から退院後に必要なサービスについて患者・家族、介護支援専門員と共に検討し、ケアプランの作成につながると算定できる「介護支援連携指導料」が新設された。2016 年には、「退院調整加算」から「入退院支援加算」に名称が変更され、早期か

表5-18　退院に向けた支援・連携に関する主な評価

項目名		点数	概要
退院支援加算		（退院時1回） 1 （一般等）　　600点 　（療養等）　1200点 2 （一般等）　　190点 　（療養等）　　635点 3 1200点	入院早期より退院困難な要因を有する者を抽出し、その上で退院困難な要因を有する者に対して、適切な退院先に適切な時期に退院できるよう、退院支援計画の立案及び当該計画に基づき退院した場合に算定する。
	地域連携診療計画加算	（退院時）　　　300点	あらかじめ地域連携診療計画を作成し、計画に係る疾患の治療等を担う他の医療機関、介護サービス事業者等と共有し、入院時に文書等で家族等に説明し交付した場合に退院支援加算1又は3に加算する。
退院時共同指導料1		（入院中1回） 在支診　　　1500点 在支診以外　　900点	入院している患者の保険医療機関において、地域において患者の退院後の在宅療養を担う保険医療機関の保険医と入院中の保険医療機関の保険医とが、患者の同意を得て、退院後の在宅での療養上必要な説明及び指導を共同して行った上で、文書により情報提供した場合に算定する。
退院時共同指導料2		（入院中1回）　400点 注3の加算　　2000点	（注3：入院中の保険医療機関の保険医が、患者の退院後の在宅療養を担う保険医療機関の保険医若しくは看護師等、保険医である歯科医師、保険薬局の薬剤師、訪問看護ステーションの看護師等、居宅介護支援事業者の介護支援専門員のうちいずれか3者以上と共同して指導を行った場合）
介護支援等連携指導料		（入院中2回）　400点	入院の原因となった疾患・障害や入院時に行った患者の心身の状況等の総合的な評価の結果を踏まえ、退院後に介護サービスを導入することが適当であると考えられる患者等が退院後により適切な介護サービスを受けられるよう、社会福祉士等がケアプランの作成を担当する介護支援専門員と共同して導入すべき介護サービス等について説明及び指導を行った場合に算定する。

出典／厚生労働省：中央社会保険医療協議会資料
https://www.mhlw.go.jp/file/05-Shingikai-12404000-Hokenkyoku-Iryouka/0000175150.pdfより引用（最終アクセス：2019年2月13日）

らの退院支援に加え、関係する医療機関との連携を推進するための項目が盛り込まれた。ここまでの退院に向けての支援・連携に関する評価を**表 5-18** に示す。

2　入退院支援の時代へ

2018 年の改定では、在宅（入院前の外来通院）〜入院〜在宅（退院後の外来通院）と切れ目のない支援を目的として、以下の項目が盛り込まれた。

---

①入院前に入院生活に必要な情報を確認
②入院前に入院生活についてのオリエンテーションの実施
③持参薬の確認や褥瘡や栄養に関するスクリーニングの実施
④入院前に利用していたサービス内容の確認

「退院支援加算」は廃止され、前記①〜④の入院前からの支援について加算できる「入院時支援加算」が新設された。**図 5-23** は入院時支援加算の届け出に伴う効果をまとめたものである。入院時支援加算の届け出により、急性期一般入院料1の場合の回答では「入院前に利用していたサービスが把握できることで、退院先の見通しが立てやすくなった」という意見が多く

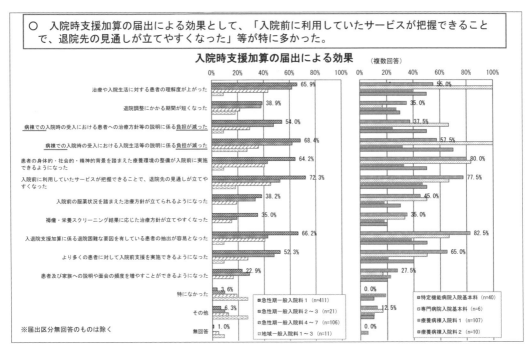

図 5-23　入院時支援加算の届出による効果
出典 / 令和元年度入院医療等の調査（施設票）

みられている。次いで、「病棟での入院時の受入における患者への治療方針に係る負担が減った」「入退院支援加算に係る退院困難な要因を有している患者の抽出が容易となった」が多かった。これらの結果から、入院時支援を行うことで患者へのメリットだけではなく、病院職員の負担軽減にもつながっていることがうかがえる。

　また、2020年の診療報酬改定に伴う変更点として「総合評価加算」の内容が入退院支援加算に含まれるようになった。総合評価可算とは、入院当初から退院後の生活を念頭に置いた医療を行うための取組を評価しているものであった。しかし、入院時支援加算の一部においても類似あるいは関連する取組を評価していたため、「入退院支援における総合的な機能評価の評価」に変更となった。改定の内容をまとめると以下のとおりとなる

該当の患者の基本的な日常生活能力、認知機能、意欲等について総合的な評価をおこない、その結果を踏まえて入退院支援を行った場合に「総合機能評価可算」として50点を所定点数に加算。

- 該当の患者　①入退院支援加算1又は2を算定している患者
　　　　　　　　②介護保険法施行令第2条各号に規定する特定疾病を有する40歳以上65歳未満のもの又は65歳以上の患者

　このように入院前から退院に向けた支援に必要な情報収集を行い、在宅での生活を支援しているケアマネジャーなどと密に連携し、切れ目のない支援をしていくことが地域包括ケアシステムの推進に必要なことといえる。

解説　　入退院支援が病院経営にもたらすメリット

　筆者が入職した頃（2004年）の退院支援はMSWが主体となって進めており、退院に関するカンファレンスなども行われていなかった記憶がある。看護のかかわりを振り返ってみても、入院中のケアや退院に向けた生活指導などは行っていたが、介護保険の申請・利用状況や、家族の介護状況などの確認は行っていなかった。ケアマネジャーに直接連絡してもいいものか悩んでいたスタッフも多かった。看護学生時代に学んでいた介護保険について、対象となる年齢や申請方法などを聞かれても答えられず、そのつどMSWを呼んでいたことを思い出す。当時、要介護状態の患者や退院後に医療行為が必要となる患者が自宅退院となることはあまりなく、施設入所・療養型病院への転院と退院先を医療者側が決めていくことが多かったように思う。2008年から算定された「退院調整加算」も、MSWがかかわった患者にだけ退院

退院支援計画書

入院日： 西暦　　　　年　　　　月　　　　日

着手日： 西暦　　　　年　　　　月　　　　日

作成日： 西暦　　　　年　　　　月　　　　日

患者氏名		様	病棟			病名	

退院に関わる問題点・課題退院困難な要因	☐ 悪性腫瘍・認知症又は急性呼吸器感染症のいずれかの状態 ☐ 退院後に継続した治療行為が必要 ☐ 要介護状態であると考えられるが要介護認定が未申請 ☐ 入院前に比べて日常生活動作が低下し生活の再編が必要 ☐ 同居の有無に関わらず十分な介護・養育を提供できる状態にない ☐ 患者の状態から判断し、上記の状態に準ずると認められるもの	☐ 緊急入院 ☐ 排泄に介護を要する ☐ 入退院を繰り返している ☐ 虐待を受けている又は疑いがある ☐ 医療保険の未加入又は生活困窮者

患者以外の相談者	☐ 家族	☐ 家族以外	氏名：

退院へ向けた目標設定・支援期間・支援概要	《目標》　安心して希望する退院先に帰ることができる 《支援期間》　西暦　　　年　　　月　　　日 ～ 退院日まで 《方法》 ☐ ①入院前の生活や現在の状況を踏まえて、退院目標を明確にできるよう支援する ☐ ②病気や治療に対する相談や説明 ☐ ③退院後の療養に必要な処置を本人または家族が獲得できるように支援する ☐ ④介護保険の申請または変更申請・身体障害者手帳の案内 ☐ ⑤本人の状態に合わせた社会資源の活用ができるように支援する ☐ ⑥療養先の検討 ☐ ⑦その他必要な支援

希望する退院先	☐ 自宅　　☐ 転院　　☐ 施設　　☐ 回復期リハビリ病棟（　☐ 当院　　☐ 当院以外　） ☐ 緩和ケア病棟　（　☐ 当院　　☐ 当院以外　　　） ☐ その他　　（　　　　　　　　　　　　　　　　　　　　　　　　　　　　）

退院後に利用が予想される社会福祉サービスおよび担当者	☐ 介護保険サービス　　　　☐ 身体障害者手帳のサービス ☐ その他のサービス　　　　☐ 該当なし 担当者氏名　： 　所属先　：

注）上記内容は現時点で考えられるものであり、今後の状態の変化等に応じて変わり得るものです。

〔本人・代理人〕

〔病棟責任者〕

〔退院支援計画病棟担当職員〕

〔退院支援部門退院支援計画担当者〕

図5-24　当院の退院支援計画書

支援計画書を作成して説明を行い、病棟看護師の多くはその用紙の存在さえも知らない状況
だった。当院で退院支援部門に看護師が配置された2013年に退院支援に関するマニュアルも
作成され、病棟看護師が退院支援計画書を作成することになった。図5-24は現在、当院で使
用している退院支援計画書である。診療報酬には、退院支援計画書には次のア～カの内容を含
むこととされている。

退院支援計画書に必要な項目
ア．患者氏名、入院日、退院支援計画書着手日、退院支援計画書作成日
イ．退院困難な要因
ウ．退院に関する患者以外の相談者
エ．退院計画を行う者の氏名（病棟責任者、病棟専任の入退院支援職員および入退院
　　支援部門の担当者名をそれぞれ記入
オ．退院にかかわる問題点、課題等
カ．退院に向けた目標設定、支援期間、支援概要、予想される退院先、退院後に利用
　　が予想される社会福祉サービスおよび担当者

1　入退院支援に必要な情報収集がケア計画のスタート

退院支援計画書の記載における問題点

　看護師が退院支援計画書を作成するにあたり、当院ではなるべく簡単な書式を心がけ、ほと
んどの項目をチェック式にしたが、このなかで記載漏れが多かった項目は「カ」の項目（①退
院に向けた目標設定、支援期間、支援概要、②予想される退院先、③退院後に利用が予想され
る社会福祉サービスおよび担当者）であった。

　この①～③の項目を記載するには、患者・家族からの情報収集が必要となる。退院支援計画
書を作成するようになった当初は①～③の記載漏れが多く、満足な退院支援計画書が作成でき
ず、その結果、患者・家族への説明も同意もままならなかった。

　その原因を検討した結果、①～③の情報を聞き取っても記載するスペースがないことあげら
れたため、入院時の患者基礎情報のなかにこれらの項目と家屋状況の聞き取りを記載できるよ
うにした。書式変更後、①～③の項目の記載漏れが減少しただけでなく、患者の入院前の生活
状況が見えるようになってきたが、この改善だけでは多職種カンファレンス（以下、カンファ
レンス）の実施が増えるまでには至らず、また、患者・家族への説明や同意も大幅な改善まで
には至らず、結局、算定にまでつなげることができなかった。

退院支援実施状況の可視化

　そこで次の対策として、退院支援の実施を数値化し、病棟ごとにどこまでかかわることができたのかを「見える化」することにした。実際の数値を**表 5-19** に示す。

表5-19　当院の退院支援実施状況（2016年度と2019年度の1月までとの比較）

2016年度

	4月	5月	6月	7月	8月	9月	10月	11月	12月	1月	2月	3月	合計
退院患者数	267	176	279	243	267	210	246	276	273	248	273	284	3042
スクリーニング実施数	220	176	279	243	267	210	246	276	273	243	269	255	2957
スクリーニング実施率	82%	100%	100%	100%	100%	100%	100%	100%	100%	98%	99%	90%	97%
対象者数	148	116	136	140	165	136	143	220	247	207	213	217	2088
退院支援実施数	98	74	95	96	138	96	98	124	138	131	163	136	1387
退院支援実施率	66.2%	63.8%	69.9%	68.6%	83.6%	70.6%	68.5%	56.4%	55.9%	63.3%	76.5%	62.7%	66.4%

2019年度

	4月	5月	6月	7月	8月	9月	10月	11月	12月	1月	合計
退院患者数	301	283	287	274	312	288	304	280	315	262	2906
スクリーニング実施数	301	283	287	274	312	287	304	280	315	262	2905
スクリーニング実施率	100%	100%	100%	100%	100%	100%	100%	100%	100%	100%	100%
対象者数	226	226	203	206	250	221	233	206	245	177	2193
退院支援実施数	213	209	196	197	250	211	226	200	234	167	2103
退院支援実施率	94.2%	92.5%	96.6%	95.6%	100.0%	95.5%	97.0%	97.1%	95.5%	94.4%	95.9%

　2016 年度の表では退院支援実施率は平均 66.4%、最高で 83.6%だったが、2019 年度では 1月時点で平均 95.9%、最高で 100%となり、実施率が上昇しているのがわかる。実際にスタッフが取り組んでいることを数値化・見える化することで、数値が上昇している場合はスタッフのモチベーションアップにつながり、逆に数値が下がっている場合は原因がどこにあるのか検討し、対策を立てることができる。

　2016 年度の数値が上がらなかった原因として、カンファレンスが実施できていない患者が多いことがみえてきたため、カンファレンスの実施回数を週 1回から週 2回に増やして対応した。しかし、ただカンファレンスの回数を増やすだけでは有効なカンファレンスができているとはいえない。当院のカンファレンスは、看護師が患者の病状や入院前の生活状況などを参加者に説明している。その情報をもとに、今後の方向性や必要な支援について多職種で検討し意見を出し合っている。このように有効なカンファレンスを運営するためにも、入院時の患者・家族からの情報収集はとても重要であり、その情報をもとにカンファレンスを実施し退院支援計画書を作成して患者・家族に説明していくことで、退院後の方向性の確認につながる効果もあると考える。

2　退院延長における病院および患者・家族の課題

退院に向けて早期から支援を行っても、入院期間が長期化してしまうケースも少なくない。その原因が病院側にある場合もあれば、患者・家族側、両者にも該当しないある場合もある。

(1) 病院側の原因

病院側の原因としてあげられるのが「退院先を医療者が決めてしまう」ことである。入院時に患者・家族と退院先や今後の方向性について確認しているが、具体的に動き出すのは治療が落ち着いてからか、終了してからが多い。

実際、継続した医療処置が必要な状態や介護度が高くなってしまうと「今後、施設は難しいので療養型の病院に転院したほうがよいでしょう」とか「在宅では介護が難しいと思うので施設への入所がよいでしょう」と家族に説明しているケースを見かける。医師からこのような説明を受けた家族は「主治医の先生が言ったので……」と話すことが多く、患者や家族の希望が反映されない状況で話が進んでしまうことが多い。確かに、介護度が高くなってしまうと、在宅での介護が難しくなってしまうケースもある。しかし、介護保険のサービスを活用することでもう一度自宅に戻ることが可能となることもある。

退院後に医療行為があることで、施設（介護老人保健施設や介護老人福祉施設など）への再入所ができなくなることがある。しかし、患者・家族が治療の継続を望んでいなければ、医療行為はせずに施設に戻り、住み慣れた環境で穏やかに生活して最期を迎えることもできる。当院がある八潮市のほとんどの施設では、施設内での看取りを行っており、入所している方々も施設内での看取りを希望していると聞く。こういった情報を病院内で共有し、患者・家族に説明し選択できるようにしていく必要がある。

(2) 患者・家族側の原因

患者・家族側の原因としては、前掲の表3-7（p.35）、表3-8（p.36）にもあるように、「家族の希望に適わないため」や「退院先の確保ができていないため」が多い。また、在宅医療移行や継続の阻害要因を見ると、①介護者の不在、②急変時の不安、③在宅医療サービスの不足、の3つにまとめられる（図5-25）。

また、診療報酬に記載されている「退院困難な要因」の一つでもある「排泄に介助を要する」状態も退院先の決定に影響を及ぼしている。実際の現場でも「トイレに一人で行くことができれば……」と話される家族が多く、介護する側が負担に感じる介護の項目の一つとなっている。当院では排尿自立支援チームを2018年に立ち上げ、排尿自立支援加算の取得とともに尿道留置カテーテルの抜去や排泄行動が自立できるように活動を行っている。

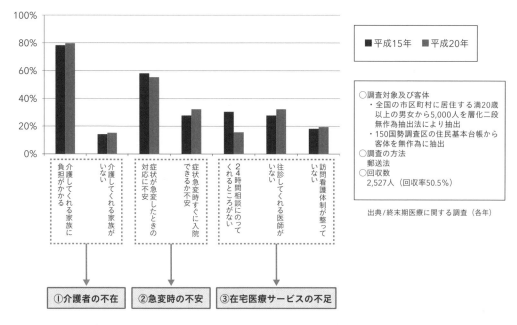

■在宅療養移行や継続の阻害要因

凡例: ■平成15年 ■平成20年

○調査対象及び客体
・全国の市区町村に居住する満20歳以上の男女から5,000人を層化二段無作為抽出法により抽出
・150国勢調査区の住民基本台帳から客体を無作為に抽出
○調査の方法 郵送法
○回収数 2,527人 （回収率50.5%）

出典/終末期医療に関する調査（各年）

①介護者の不在　②急変時の不安　③在宅医療サービスの不足

図5-25 在宅医療推進にあたっての課題
出典/在宅医療について（一部改変）
https://www.mhlw.go.jp/stf/shingi/2r9852000001tylo-att/2r9852000001typa.pdf（最終アクセス: 2019年2月15日）

(3) その他の要因

　「退院困難な要因」の一つに「要介護状態であると考えられる要介護認定が未申請」とある。介護保険申請から介護度の決定まである程度の期間が必要となり、介護保険の申請・認定がされているかいないかでも、退院までにかかる日数に影響がある。自宅に退院される方であれば、申請を行っていれば暫定で介護保険サービスを利用することができるが、施設入所となった場合、介護度が確定してからの調整・入所となることが多い。八潮市では、申請から介護度決定まで1か月程度の時間を要するが、市区町村によってかかる時間が異なってくるのが現状である。入院時から退院後の療養先として施設を希望されている場合、介護度決定までにかかる時間や治療の状況を見ながら早めに申請に行ってもらうように家族などに案内を行っているが、申請に行ったときに「治療が落ち着いてから……」との理由で申請を受け付けてもらえない時もある。そうなると、治療が落ち着いてから家族に再度申請の依頼⇒認定調査・審査会⇒介護度確定⇒施設と調整という流れになり、さらに時間を要する状況となってしまう。家族などへの適正な時期での申請を逃さない働きかけを、常に念頭に置いておくべきだろう。

3　退院に向けた指導の実施

　患者・家族側の要因であった在宅医療移行や継続の阻害要因となる理由は、すべて在宅での生活を困難にすると考えられるが、看護師が入院中に患者・家族と適切にかかわれば在宅での生活を可能にすることもできるのではないだろうか。たとえば以下のようなことがあげられる。

①在宅で利用可能なサービスの提案や調整
②在宅でかかわってくれる支援者との顔合わせ
③退院後の訪問などを提案すること

　病院という24時間医療体制が整っているところから、医療行為がある状態または家族が病状に不安を抱えている状態で在宅での生活に戻ることは、患者・家族にとって大きな負担となる。しかし、前述のようなかかわりをもっていくことで、患者・家族が抱える不安の軽減につなげることができる。これらのかかわりのなかで、われわれ看護師の力は必要不可欠なものであり、病棟から外来、病院から地域への看護師間の連携「看看連携」は地域包括ケアシステムの推進にも大きな力となる。

＊＊＊

　入院された患者が、病院という「医療の場」から在宅や施設という「生活の場」に戻る際の表情の変化をわれわれは何度も見てきている。やはり患者にとって住み慣れた場所へ戻ることは、大きな喜びであることがわかる。

　病気と共に生きる時代へと変化してきている今、患者・家族が中心の医療の提供が行えるよう、まずは患者・家族の思いを確認し、多職種と連携して必要な情報提供を行い、患者・家族が意思決定できるようかかわりをもつことが必要である。われわれ看護師は、病態予測をしながら水先案内人としての役割を担っていく必要があると考える。

看護師長なら知っておきたいチームで行う病棟経営の知識
栄養科における経営参画〜チームの一員として行う栄養管理〜

　日本は、他に類を見ないスピードで超高齢社会に突入している。医療技術の向上により平均寿命と健康寿命に乖離が生じており、医療の主な顧客は高齢者となった。多くの高齢者は複合的に疾患を持ち合わせており、治療が複雑化し、褥瘡や摂食・嚥下障害などの合併症が容易に惹起されるため、治療の際には栄養状態を意識して栄養管理を行う必要性がある。加えて、特に食事提供業務においては人員不足に伴う人件費の高騰が生じ、食材費に関しては軽減税率が適応されているとはいえ、消費増税など社会環境の変化に影響を受けやすい。そういった状況であるにもかかわらず、栄養科、栄養管理にかかわる診療報酬は大きいとはいえない。DPC制度は医療の質の向上や標準化を図り、それに見合った診療報酬の支払いを目的に導入されている。そのことを踏まえ、栄養科で唯一、診療報酬が算定できる管理栄養士は、対象患者が高齢者および栄養管理が必要であるという視点をもち、診療報酬制度を遵守し、質を重視することで、医療チームの一員として経営に貢献することができる。

1　栄養科に関する収入と支出

　栄養科に関する収入と支出を図5-26に示す。栄養科の業務は「食事提供業務」と「栄養管理業務」に大別できる。栄養科において収入の大部分を占めるのは、食事提供業務で、入院時食事療養費と特別食加算となる。食事提供業務は1986年に「病院における給食業務の一部委託について」の通知が厚生省（当時）より出され、それまでのすべての作業を病院の職員が行う直営方式から外部委託への変更が可能となり、その後、1996年には病院外の施設で調理を行い病院に搬入して提供するセンター方式（院外調理）も可能となるなど、規制緩和がなされてきた。しかしながら、どの方式も、経済の影響を受け、赤字運営を余儀なくされてきている（表5-20）。

　したがって、栄養管理業務で収入を増やすことが必要となるが、栄養管理業務として栄養科の収入となるのは、入院、外来、在宅などの栄養食事指導料で、算定回数および算定料は少ない。そのほか、栄養管理業務には、栄養科の直接の収入とならず、栄養状態の改善に寄与できたかといった質を評価される業務が多い。特別な栄養管理の必要性がある患者に対しては栄養管理計画書を作成し、栄養管理を実施することが入院基本料および特定入院料の要件となっており、包括評価である。

　また、栄養サポートチームや褥瘡対策チームへのなどのチーム医療への参画も管理栄養士として欠かせない業務であるが、これらの業務はチーム医療に対する評価であり、栄養科の直接

の収入とはならない（表5-21）。以上のように栄養科は、業務内容と収支バランスが不均衡である。

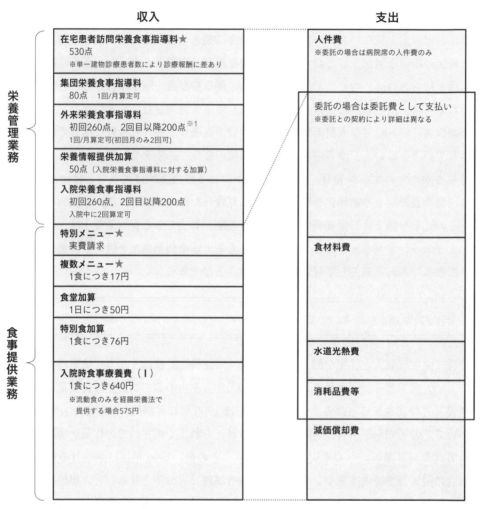

収入

栄養管理業務		支出

在宅患者訪問栄養食事指導料★
530点
※単一建物診療患者数により診療報酬に差あり

集団栄養食事指導料
80点　1回/月算定可

外来栄養食事指導料
初回260点，2回目以降200点※1
1回/月算定可(初回月のみ2回可)

栄養情報提供加算
50点（入院栄養食事指導料に対する加算）

入院栄養食事指導料
初回260点，2回目以降200点
入院中に2回算定可

特別メニュー★
実費請求

複数メニュー★
1食につき17円

食堂加算
1日につき50円

特別食加算
1食につき76円

入院時食事療養費（Ⅰ）
1食につき640円
※流動食のみを経腸栄養法で
　提供する場合575円

人件費
※委託の場合は病院席の人件費のみ

委託の場合は委託費として支払い
※委託との契約により詳細は異なる

食材料費

水道光熱費

消耗品費等

減価償却費

★：未算定の病院が多い
※1：情報通信機器を使用する場合180点

図 5-26　栄養科に関する収入と支出
出典 / 厚生労働省：中央社会保険医療協議会　総会（第451回）資料より引用
https://www.mhlw.go.jp/stf/shingi2/0000193003_00002.html

表 5-20　給食部門の収入（一般病院（慢性期病院を含む））

○　2017年における患者1人1日当たりの給食部門の収入は、2004年に比べて、全面委託、一部委託、完全直営とも減少しており、なかでも全面委託での減り幅が最も大きい。
○　収入減少の要因としては、<u>食事療養費本体の収入および特別食加算の収入の低下</u>と、<u>特別管理加算の廃止による影響が大きい。</u>

表　患者1人1日当たりの給食部門の平均収入額（外部委託等別）　　(2004)との比較で10円以上減少した収入項目は下線で表示　　単位：円

	全面委託			一部委託			完全直営		
	2004	(2004)	2017	2004	(2004)	2017	2004	(2004)	2017
給食部門の収入	2,101	1,963	<u>1,793</u>	2,001	1,869	<u>1,774</u>	2,064	1,927	<u>1,769</u>
医療保険収入	2,066	1,928	<u>1,736</u>	1,987	1,855	<u>1,754</u>	2,021	1,884	<u>1,740</u>
入院時食事療養費※	2,066	1,928	<u>1,734</u>	1,987	1,855	<u>1,753</u>	2,021	1,884	<u>1,739</u>
食事療養費	1,787	1,656	–	1,686	1,562	–	1,743	1,615	–
食事療養費（市販流動食に係る減額適用者以外）	–	–	1,514	–	–	1,515	–	–	1,547
食事療養費（市販流動食に係る減額適用者）	–	–	157	–	–	137	–	–	113
特別食加算	105	97	<u>61</u>	101	94	<u>77</u>	106	98	<u>64</u>
食堂加算	22	22	28	24	24	33	19	19	22
特別管理加算 【2006年廃止】	146	146	<u>–</u>	168	168	<u>–</u>	148	148	<u>–</u>
選択メニュー加算 【2006年廃止】	7	7	–	7	7	–	4	4	–
特別メニューに係る食事収入	–	–	2	0	0	0	0	0	0
その他の給食関係収入	35	35	60	14	14	22	43	43	<u>32</u>
病院数		36	69		50	57		44	30
平均許可病床数		203	268		317	252		220	219

注1　医療療養病床の割合が全病床（介護療養病床を除く。）の60%以上の病院のうち、介護保険事業に係る収入が病院全体の収入の2%未満である病院を含む。
注2　(2004)は、食事療養費と特別食加算について2006年度改定に伴う算定単位の変更（1日当たりから1食当たりに変更）を加味した場合の集計値（2004に10.16/3.65/3を乗じた値）。
※　入院時生活療養に係る食事療養費を含む。

出典/厚生労働省：平成29年度第10回入院医療等の調査・評価分科会資料より引用、一部改変.
https://www.mhlw.go.jp/file/05-Shingikai-12404000-Hokenkyoku-Iryouka/0000180912.pdf

栄養科における経営参画〜チームの一員として行う栄養管理〜

2　業務の選択

　栄養科は業務内容と収支バランスが不均衡であり、食事提供業務に関しては赤字である。したがって、管理栄養士が栄養管理業務やチーム医療で収入や医療の質を担保する必要があるが、施設基準における管理栄養士の設置義務は、入院基本料に関係する常勤の管理栄養士1名以上である。また、健康増進法および健康増進法施行規則でも、継続的に1回100食以上または1日250食以上の食事を提供する施設は特定給食施設とされ、栄養士または管理栄養士を置くように努めなければならない、医学的な管理を必要とする者に食事を提供する特定給食施設で、継続的に1回300食以上または1日750食以上の食事を提供する場合は少なくとも1人は管理栄養士であるように努めなければならないとあるだけで、食事提供業務でも多数の管理栄養士を人員として採用できる状況ではない。少ない人員で効率よく病院に貢献できるように優先順位をつけて業務を選択する必要がある。この作業は少なくとも2年おきの診療報酬改定のたびに行い、所属する病院の方針に合わせ柔軟に対応することも必要となる。

表5-21　管理栄養士がかかわる施設基準およびチーム医療に対する指導料、加算

施設基準、指導料、加算	管理栄養士に関する要件
入院基本料 　**栄養管理体制**	常勤の管理栄養士が1名以上配置されている。
回復期リハビリテーション病棟入院料1	専任の常勤管理栄養士が1名以上配置されている。
糖尿病透析予防指導管理料 　350点（1回／月）	医師、看護師、または保健師、および管理栄養士が共同して必要な指導を行った場合。
在宅患者訪問褥瘡管理指導料 　750点 　初回カンファレンスから起算して6月以内に限り、当該患者1人につき3回に限り算定可	保険医、管理栄養士、看護師または連携する他の保険医療機関等の看護師が共同して、褥瘡管理に関する計画的な指導を行った場合。
栄養サポートチーム加算 　200点（1回／週）	所定の研修を修了した医師、看護師、薬剤師、管理栄養士のいずれか1人の専従が必須。チームが診察する患者数が15人以内の場合はいずれも専任で差し支えない。
●小児栄養サポートチーム等連携加算1 　80点 　小児在宅患者訪問口腔リハビリテーション指導管理料　450点に加算	栄養サポートチーム等と口腔機能評価に基づく管理を行った場合。
●早期栄養介入管理加算 　400点（1日につき） 　特定集中治療室に入室後早期から栄養管理が行われた場合、7日を限度として算定可	栄養サポートチームでの栄養管理の経験を3年以上有する管理栄養士が専任で配置されていること。
摂食嚥下支援加算 　200点（1回／週）	摂食嚥下支援チームの構成員のうち、医師、看護師、言語聴覚士、薬剤師、管理栄養士が参加していること。
緩和ケア診療加算に対する個別栄養食事管理加算 　70点	緩和ケアチームに管理栄養士が参加し、個別の患者の症状や希望に応じた栄養管理を行った場合。
外来がん化学療法加算1のAに対する連携充実加算 　150点／月	栄養指導の体制として条件を満たす専任の常勤管理栄養士が勤務していること。
●外来栄養食事指導料 　初回260点、2回目以降200点（初月のみ2回可） 　連携充実加算と同日算定	連携充実加算の算定に該当する管理栄養士であること。

出典／厚生労働省：中央社会保険医療協議会　総会（第451回）資料より引用
https://www.mhlw.go.jp/stf/shingi2/0000193003_00002.html

3　集中すべき業務

I　食事提供業務

　食事提供業務が赤字の原因はいくつかあるが直営方式、委託方式どちらであっても人件費によるところが大きい。食事提供業務では、特定給食施設として必要な管理栄養士もしくは栄養士、調理師、調理補助員、病棟への配膳や下膳、食器等の洗浄を行う人員を朝食、昼食、夕食の提供に合わせて配置する。これらの人員は、直営方式では病院が、委託方式では委託が配置する。委託費は、委託側の人件費も加味して決定される。

　現在、食事提供業務において人員の確保は懸念材料である。入院時食事療養費の算定要件である「適温、適時」を厳守し、また食中毒などを起こさないように衛生管理を徹底できるだけの人員は容易に確保できなくなっており、専門業者である委託会社であってもその人員確保に難渋している。それに加え、栄養管理に伴う個人対応が増加し、作業的、金銭的な負担増など

もあり、年々委託費は増加する傾向がある。こういった状況において委託会社にとって利益率の低い病院からは撤退し、より利益がでる病院に人員をあてて契約を継続していく傾向が著明になってきた。委託方式を選択している病院は、割高になっていっても委託費を支払えば安定して食事提供業務が継続できると考えず、お互いが有効な関係で契約が継続できるように業務内容などを協議し、調整していくことが重要である。

2 目的意識をもった食事提供

　直営や委託方式など、どの方式であっても社会環境変化を理解したうえで、所属する病院にとって有益な食事を提供することに努めなければならない。有益な食事とは、患者にとって衛生的で安全で安心でき、治療に役立つ、また満足できる食事である。この食事がどういったものなのかを定期的に給食委員会などを開催し、栄養科だけで協議せず、委託方式の場合は委託会社も含めて病院全体で協議する。そこで決定された方針に従って食事提供を行う。その際に、診療報酬制度を遵守すること、衛生管理の基準として厚生労働省が規定する「大量調理施設衛生管理マニュアル」および「日本人の食事摂取基準」、各種疾患のガイドラインに従う方針とすることを確認する。

3 具体的な対応

　食事提供業務は献立の内容に左右される。3-1「食事提供業務」で述べた有益な食事提供ができる献立を作成する。この場合に、赤字の削減のため材料費などのコスト削減を意識し過ぎると、喫食する患者の病態や嗜好に合わず、喫食量が低下し、低栄養状態に陥らせ、結果として治療を遷延させ、在院日数が延長する。また、喫食量が上がらない場合は、栄養補助食品を付加するなどの対応を行うことが多いが、献立でコスト削減を意識しすぎると、病院食そのものの喫食量が低下し、結果として栄養補助食品などの使用が増え、コストが増加する。この場合、栄養補助食品も価格の安いものを意識し過ぎて採用品を決定すると、望んだ効果が得られず、コスト増となるだけのことも多い。価格だけにこだわらず、患者層に合わせ、栄養状態の改善に寄与できる、機能性に富んだ、おいしく全量摂取できる商品を採用する。こういった対応は食事満足度にも影響していくことを多職種で理解することが重要である。

　また、特別食加算にも着目する。入院時食事療養費の 640 円 / 食は自己負担額 460 円 / 食が設定されている。そのうえで、特別食加算の対象となる治療食を提供する場合は、特別食加算 76 円 / 食が算定でき、加算分は保険で給付され患者の自己負担はない。つまり、患者は一般食と同様の自己負担でより治療に役立つ食事を喫食できるメリットがあり、病院側からみても収入増となる。また、特別食加算を算定している患者に対して管理栄養士が栄養指導を行えば、入院栄養食事指導料が算定でき、この側面からも収入増加となる。しかしながら、患者によっては治療食の提供が有益でないこともある。たとえば、喫食量が少ないにもかかわらず、

特別食加算にこだわり治療食を提供し続け、必要な栄養が担保できず低栄養に陥ることもある。治療食の提供が患者にとって有益か、多職種カンファレンスで協議していくことも重要である。

4 栄養管理業務

軸とする業務を外来業務とするか入院業務とするかを考える。一般的に入院業務に関与する業務を軸として考えるほうが効率がよい。理由は、管理栄養士は「食」を強みとしており、栄養科の収入として大きい入院時食事療養費を軸とすることで栄養管理体系を整えやすいからである。

1 「食」を軸とした栄養管理

入院時食事療養費は、食事提供した分だけ算定できる「出来高払い方式」と考えて差しさわりはない。つまり、「食べてもらう＝絶食を減らす」栄養管理を行うことで食事提供業務と栄養管理業務の両面から収入と質が担保できる。所属する病院の「絶食」の原因を評価し、そこを改善する栄養管理の PDCA サイクルを構築する。

2 具体的な対応

入院早期より、腸を使用する栄養管理を検討する。腸を使用しない栄養管理が絶食である。絶食で長期に静脈栄養法を行うと、腸管粘膜が萎縮し、バクテリアルトランスロケーションといわれる免疫能の低下がみられ、感染のリスクが増加する。この状況を回避することは、輸液製剤や抗菌薬の使用が減り、薬剤費の軽減につながる。また、長期の絶食は、摂食・嚥下機能にも影響を与える[1]。絶食させないことは、食べることにつながり、在宅復帰の側面でも効果が期待できる。絶食を回避すべく、栄養管理計画書を作成し、特別な栄養管理を実施する、栄養サポートチームで介入するなどし、腸を使用する栄養管理を進めると治療が順調に進み、在院日数の軽減にもつながる。その際に、市販の流動食のみを経腸栄養法で提供する場合に注意したい点がある。入院時食事療養費における市販の流動食として対象となるのは「食品」の流動食である。

DPC 対象病院では、「薬価」の流動食は、薬剤として薬剤費の持ち出しとなる。腸を使用しているという意味では、「食品」も「薬価」も差異はない。一般的には、DPC 制度が開始された際に、「食品」を選択し、入院時食事療養費を算定したほうが、収益上優位であるといわれてきた。しかし、2016 年度の診療報酬改定で市販の流動食のみを算定する場合は、通常の入院時食事療養費より 1 割減算されていること、また、特に委託方式の場合、委託費が増大し、赤字傾向となっており、委託との契約によっては、「薬価」を選択し薬剤費として持ち出しし

たほうが収益上優位である病院も出てきている。これらを踏まえ、どちらを採用するのか病院として検討する必要はある。その際に、価格だけで議論してはいけない。「薬価」を選択する場合、栄養科以外の職員の作業工程に変更があることなども検討材料とし、多角的な視点で議論する。このような栄養管理を軸とし、入院栄養食事指導料を積極的に算定する。2016年度の診療報酬改定において、対象が特別食加算を算定している患者のみから、がん患者、摂食・嚥下機能が低下した患者、低栄養状態にある患者に拡大されている。こういった対象者に、病院食を教材としながら栄養指導を行ってくことは、患者自身の病院食への理解が深まり、栄養指導の効果も高まる。そして「食べる」ことにつなげていく。

引用文献

1) 武政葉子, 他：高齢者の市中肺炎症例において絶食が摂食嚥下機能に及ぼす影響, 日本静脈経腸栄養学会雑誌, 32 (4)：1348-1352, 2017.

参考文献

• 医学通信社編：診療点数早見表 2018 年 4 月版【医科】, 医学通信社, 2018.
• 真壁昇：不要な絶食患者ゼロをめざす病棟業務マネジメント　栄養部門が経営の一翼を担う〈栄養経営士テキスト 1〉, 日本医療企画, 2015.
• 大谷幸子監：ビジョンの実現に向けたコストマネジメント　業務の選択と集中で患者満足度を高める〈栄養経営士テキスト 2〉, 日本医療企画, 2015.

看護師長なら知っておきたいチームで行う病棟経営の知識

病院運営に必要な予算書の項目を知り経営貢献

看護師長が予算について学ぶ意味

看護師長や病院の管理職者がなぜ予算を学ぶ必要があるのか——今回のテーマはとても大切なものである。筆者は、看護師長や病院の管理職者には、経営的な視点をもって業務に携わってほしいと考えている。そして自部署内の体制の強化やリーダーシップをもった人財の育成を強く期待している。

年度目標と経費

病院の年度目標を達成するには収入が必要である。直接的であれ間接的であれ、収入につながる費用を経費という。院内の現場では、「人が少ないからスタッフを補充してほしい」「医療機器を購入してほしい」といった声がよく聞かれるが、人を採用することも物品を購入することも、すべて予算の計画の範囲内で発生する経費である。

当院は、毎年1月に予算作成のため、全部署のチーフとヒアリングを行う。内容は主に職員の採用計画と医療機器や物品の購入・更新にかかわること、そして学会や学術研修の参加に関することである。このヒアリングでは、申請された内容がどのように患者へのサービスとなり、収入につながるのかを確認している。それは看護師長や管理職者に対して、常に経営的な視点で業務に携わってほしいというメッセージでもある。

経営的な感覚をもって仕事に取り組むことと、目標の意味も解さず、ただ上司から言われたからやるのでは、病院サービスの質において大きな差となり、患者満足度にも大きな影響が出る。そのため看護師長や管理職者には予算の意味を理解する必要がある。

病院は地域住民の生活の一部であり、他の介護サービス事業所と協力して切れ目のない医療、介護サービスを展開していく中心的な存在にならなくてはならない。また、これからの病院運営を考えるうえで「地域包括ケアシステム」の構築は重要である。

自院の機能だけでは地域全体の事業計画、包括ケアシステムは前進しない。関係する医療機関や介護サービス事業所とのふだんからの関係や連携は極めて重要であり、他施設の機能や役割を理解してはじめてこのシステムが前進し力を発揮する。看護師長や管理職者は地域における自院の立ち位置も理解する必要がある。

看護師長には自分の病棟にいる患者の少し先の将来を見据え、入院中である今、何が一番必

要であるかという視点でケアを行ってほしい。そのためにも予算や経営方針の理解が重要になってくる。われわれ医療従事者はボランティアではなく、患者に病院サービスを提供し、患者から医療費という形で報酬をもらう。そのような経営的な視点で、患者の入院療養生活にかかわってほしいと思うのである。

解説	予算書

予算書を一言でいうと、総収入と総支出の計画である。1年間のすべての項目の収入（売上げ）を計画し、また、どのようなことが経費として必要になるのか、すべての項目の経費（支出）を計画することである。

すべての項目の収入・支出の実績を検証し、年度単位で計画することが「予算」であり、また数年先を考えた中長期計画、さらには10年後を見据えた長期計画がある。これから述べるのは単年の予算書である。以下に、予算書の項目ごとに、収入と支出に分けて説明したい。

予算書の項目：病院の総収入について

病院の収入は、大きく分けて「入院収入」と「外来収入」、そして「保健予防収入（健診関係）」がある。

八潮中央総合病院（以下、当院）の例で説明すると、外来と入院の収入比率は、外来は27 〜 30%、入院は65 〜70%であり、保健予防収入は5 〜 10%である。

たとえば総収入が1億円程度なら、外来収入は2700万 〜 3000万円、入院収入は6500万 〜 7000万円となる。予防健診は閑散期が500万円前後であり、繁忙期で1000万円を超えることもある。その他、室料差額（個室使用料）や診断書等の文書料の自費収入もある。

I 入院収入とは

当院の入院収入は総収入金額の約7割で、非常に大きな割合を占めている。そのため入院収入に関連する診療実績は、定期の幹部会や経営会議で必ず報告される。

この入院収入の計画は、ベッド稼働率や手術件数、新入院数、1日当たりの全病棟の入院患者数や新入院へとつながる外来受診者、救急受入からの入院率や紹介件数からの入院数など、入院経路の傾向を分析して立てられ、入院患者1人当たりの入院費が計画される。

院内では「入院日当点」とよばれており、主に入院料の日当点は、在院日数の短い患者や手術予定患者のほうが1日当たりの入院料は高くなる。入院期間は病名や疾患によって異なり、

治療の必要性がある患者は入院が長くなる傾向にあるが、当院の場合は、平均すると16〜17日となる。

　現在、厚生労働省のホームページに、疾患別に全国の病院の平均在院日数などが掲載されており、自院と比較することができる。

　同じ病名や疾患でも、その病院のクリニカルパスや手術の術式により入院期間は異なってくる。入院期間が短い／長いというだけで病院の善し悪しは判断できない。同じ病名・疾患であっても、高齢者と20歳代の患者では回復力も違い、比較はできない。ただし同じ年齢・性別、同じ術式において、また特に合併症などもなく、入院環境が変わらない場合は、やはり短い入院期間の病院のほうが優れているといえよう。

　話が少しそれてしまったが、どの医療機関も予算において入院収入は重要な項目である。病棟機能の特徴に合わせた適切な入退院数、適正なベッド稼働率が、入院収入の予算につながるのである。

　病棟師長には、経営的な視点で適切な平均入院患者数と新入院数を意識した病棟運営を期待したい。

2　外来収入とは

　当院の外来収入は、総収入金額の約3割前後である。予算を計画するうえでは、外来診療体制の整備が最も重要である。

　当院は八潮市唯一の総合病院であり、地域の住民が、まずは「八潮中央総合病院を受診しよう」と思ってもらえる診療体制の整備、診療科の強化を日々計画している。

　現在の病院は専門分化の傾向にあり、大学病院のような大きな医療機関では、内科系だけで診療科が7〜10科以上、外科においても呼吸器系、心臓血管系、消化器系などより専門性に特化した外来診療体制がみられる。

　しかし、当院の場合は地域の住民が最初に受診する医療機関であり、当院の診療機能を超える病気、けがの場合は、大学病院などの高度急性期医療機関へ紹介する。当院で治療が可能な場合は、自院で検査やフォローを行う。

　現在、当院の外来患者数は1日平均500人である。この500人で予算を計画するのか、または集患できる診療科の医師を招聘し、さらなる増患計画を立てるのか、外来診療体制も非常に重要である。しかし、前年度と同じ診療体制では外来患者数は増えず、また外来収入も増加しないのである。そのため、専門性に特化した外来診療体制の整備計画も必要である。大学病院と同じ体制は難しいが、自院の診療機能を超えない範囲で専門性に特化し、地域で必要とされている診療科を選択し、外来収入の予算を計画しなければならない。

　また、収入の予算においては、マネジメント目標がある。①病床稼働率、②救急受入件数、③救急受入率、④新患者数、⑤新入院患者数、⑥紹介患者数の6つの目標は、どの病院でも掲

げており、病院経営の指標において重要な項目である。これらのマネジメント目標は、その地域の病院の診療機能の実力といえるだろう。

予算書の項目：病院の総支出について

予算を計画するうえで、経費は大きく5つの項目に分けられる。

①材料費＝物品や診療材料、薬剤など
②人件費＝われわれの給与
③委託費＝専門性に特化した業務を外部の業者にアウトソーシングする費用
④その他費用＝水道光熱費や広告費など
⑤設備関係費＝建物の修繕費や患者専用駐車場など

ここでは、人件費と委託費について述べる。

1　人件費

Ｉ　予算における人件費

　まず、人件費について説明しよう。人件費は経費のなかで一番金額が大きい項目である。当院には約600名の職員が在籍しており、医師・看護師・薬剤師・セラピスト・診療放射線技師・臨床工学技士・臨床検査技師・視能訓練士・介護福祉士・社会福祉士・看護助手・事務と多くの職種で運営されている。すべての職員（常勤・非常勤）の給与を、1か月単位で1年間、人件費として計画するのである。人件費は予算を作成するうえでとても重要である。

　人件費には退職金や法定福利費（労災保険や雇用保険、健康保険など、病院側が負担すべき社会保険）、福利厚生費などが含まれている。また当院（上尾中央医科グループ）は夏と冬の年2回賞与を支給している。これらも人件費に含まれる。

　当院の場合、人件費は総収入に対して55〜58％の支出となるのが適正な比率である。仮に人件費率が60％を超えてくると、おおむね赤字となる傾向が強い。ただし、当院とはまったく病院機能が異なる慢性期疾患や回復期リハビリテーション対象疾患を中心とした医療機関においては、人件費が60％を超えても利益が発生する場合もある。

　当院の場合、人件費率が55％を下回る推移であれば、純利益は黒字となる傾向である。もちろん、大きな設備投資後（たとえば最新鋭のMRIやCTなどの高額医療機器の導入後や、建物の新築または増改築を行った後）は、赤字となることがある。しかし、一般的に当院と同じような機能・規模の病院では、55〜58％の範囲内が適正な人件費率である。

なお、人件費は固定費である。営業収入（入院収入・外来収入）や営業外収入（保健予防／健診関係）、その他の収入などを含め、その月の総収入金額が大きいほど、人件費率は低くなる傾向である。外来患者数が多くても少なくても、毎月のわれわれの給与は一定である。そのため「今月は人件費が高かった」という表現で、予算が達成できなかったという理由は間違いである。人件費が高かったということではなく、収入計画が予算よりも低かったということであり、結果的に人件費率が高くなり、適正な人件費率より高くなったという考え方である。

　繰り返すが、人件費は固定費である。診療材料や薬剤などと異なり、入院患者数や外来患者数または検査件数などに変動があっても、毎月一定の費用が必ず発生する固定費である。予算を作成する際、とても重要な項目である。

　一定の費用とはいっても、計画と実績に月100万円の誤差が生じれば、年間で1200万円の差となり、300万円の誤差が生じれば年間で3600万円の差となり、その時点で予算とは大きくかけ離れてしまう。また、この人件費は予算作成において、計画された試算金額よりも、結果として発生した実績金額が絶対に上回ってはならない。

　たとえば月の計画が1億円とする。しかし実績が1億500万円であった場合、根本的に最初から予算を修正しなくてはならない。しかし計画が1億円であり、実績が9300万円だった場合、他の支出や経費の項目の実績で修正を行い、全体のバランスを調整することが可能である。

　日常的な例で説明しよう。当院の看護部には約270名の職員が在籍している。1単位50床の病棟にスタッフが40〜45名在籍している。単純に1人当たりの給料を25万円とし、職員数を40名とすると、毎月1000万円の人件費が経費として発生し、年間では1億2000万円となる。この経費は病院を運営していくうえで必要な固定費である。病棟の入院患者が30名でも45名でも、毎月病棟の人件費は1000万円発生する。そのため、その病棟の1日当たりの平均入院患者数から1か月、1年間を計画し、そして病棟の予算（収入と支出）を作成するのである。

　そのため病棟師長や管理職には、自分の管理する病棟で、毎日、新規に入院・転入する患者数と、退院・転棟する患者数を把握し（マネジメント）、現時点で何名の患者が入院中か、常に自部署の病棟の「損益分岐点」となる入院患者数を意識してもらいたい。

　医師や病棟師長、管理職には、管理職会議で目標である患者数を何回も伝えている。看護師だけでベッドコントロールできる範囲は決まっている。しかし医師やほかの師長、MSWと情報共有することで、病棟の損益分岐点となる適正な患者数を確保できるのではないかと期待している。

2　平均在院日数とは

　病棟師長には平均在院日数についても理解してもらいたい。適切な入院患者数、ベッド稼働

率は、病棟の予算の損益分岐点であることは前述したが、入院患者の平均在院日数についても説明したい。

ホテルや旅館の宿泊稼働率は、ある意味では病院のベッド稼働率と同じであると考えている。決められた部屋数は、病院でいえば多床室（4床部屋）であり、個室はホテルや旅館でいえば通常の部屋とは差別化した部屋であり、また病院の特別室はホテルでいえばスイートルームにあたる。ホテルにはチェックイン、チェックアウトがあるが、病院には入院と退院がある。ビジネスホテルの場合、1泊2日の客が1か月間予約していると仮定すると、30名の新規の客が利用することになる。ビジネスホテルの部屋の宿泊費は同じ条件の部屋なら毎日同じ金額の宿泊費を客に請求できるが、病院の入院料はそうではない。

病院サービスの性質により、一般病棟においては約1～2週間の入院料は高く請求できるシステムである。一定の入院期間が過ぎると、段階的に入院料は低くなるため、その病院の機能に合った患者の新入院数と退院数が重要となる。1単位50床の病棟において、平均入院患者数が47床で1か月推移した場合、1日平均3人の入院と退院、計6人以上の新入院・退院患者数が、病棟を適切に運営していくためには必要である。1か月の新入院・退院患者数は180人以上となり、その際の平均在院日数は15.6日となる。

3 優秀な人材の確保はむしろコスト減に

人件費は適切な収入を確保するために必要な経費であり、看護師長が管理する病棟の損益分岐点となる入院患者数の確保と適切な平均在院日数の調整が前提である。その調整を52週1年間を通じて継続していくことが病棟予算である。そして、看護師長にはスタッフの教育研修を含めた組織運営が期待される。

人件費は固定費と前述したが、優秀なスタッフが多い病棟や部署では固定費はむしろ低くなると考えている。「優秀な人財」とは、経験が豊富で常に患者第一主義であり、コアスキルが高く、柔軟で業務の優先順位が的確である人財のことである。

2 委託費

I 患者の給食委託

病院は多くの業務をアウトソーシング（外部委託）している。よく知られているものに、患者に食事を提供する給食委託業務がある。食事提供は、20年くらい前は、病院に在籍する調理師が院内の整備された厨房で給食を作り患者に提供していたが、現在多くの医療機関では外部の業者に委託している。当院も同様である。

毎日の患者給食に関する調整は、当院の栄養科のスタッフと委託業者の管理栄養士が常に患者情報を共有し行っている。患者ごとに栄養管理を考えた献立や行事食（ひな祭り・七夕・ク

リスマス・正月）を提供している。また医師とカンファレンスなどを行い、治療食も提供している。

　毎月、定期的に給食運営サービスの質を上げる目的で委員会を開催している。メンバーは病棟の看護師長と看護部長、事務長、また嚥下訓練を行うリハビリテーション科のスタッフである。給食は1日3食、入院患者に提供される直接的なサービスのため、看護部長と事務長が必ず出席し、発生した問題や改善点をできるだけ迅速に解決するよう、病院方針として対応している。

　また給食材料費も予算書に計画される。入院患者数が多いときはそれだけ材料費もかかり、比例して委託費全体の負担額も増える。時々、退院予定の患者が昼の給食を食べて退院することがあるが、請求上は朝の分までとなり、昼の分が請求できないということがある。これはインシデントである。もちろん原因はあるが、栄養科・病棟・医事課会計係間の連絡の徹底が必要である。

　厨房内の機器や大きな鍋、米を炊く釜、スチームコンベンションなどの購入や整備も病院側が負担し経費となる。

　病院の管理栄養士は外来や病棟で栄養指導を行っている。なぜ、栄養指導と食事提供作業を分けるのかといえば、やはり病院サービスの質向上を目的としているからである。入院中からの退院後の食事や栄養指導を目的としたNST活動も重要な病院サービスの一つだからである。

2　医療機器保守委託

　委託費のなかに院内で使用されている医療機器のメンテナンス契約および保守委託がある。

　院内には多くの高額医療機器が導入されており、CT、MRI、内視鏡検査システム、輸液ポンプ、心電計などが存在する。これらも定期的に更新が必要であり、医療機器はその用途や性格により耐用年数が定められている。一般に5〜6年のものが多く、そのタイミングで新しい機器への更新が行われる。入院ベッドや点滴台、身長体重計や外来の待合室の椅子などの備品は10年程度の耐用年数である。

　予算作成において、医療機器などの整備に新規購入を計画していくことはとても重要である。最新鋭の医療機器を導入するためには1億円以上の費用が発生することもある。このような高額医療機器の支払いは、リース契約や分割払いとし、複数年にかけての計画となる。また機器が万一故障した場合に備えて、保守契約や点検作業を行わなければならない。CTの管球が寿命となり曝射できず撮影ができない、その日の検査はストップなどという事態を回避するために、ほとんどの医療機器に対して保守契約を行い整備している。

予算を達成するには「情報の共有」と「迅速な対応」が必要

　以上、総収入と総支出について具体的に説明した。では予算目標を達成するにはどのように
すればよいのだろうか。

　当院では、業務改善やサービスの質向上を目的とした様々な委員会や会議が毎月行われてお
り、その年度のマネジメント目標に対する評価と報告が多角的に行われている。

　当院の評価を検討する経営会議は、病床稼働率について検討する病床運営委員会があり、ま
た回復期リハビリテーション委員会で、前月の実績と4月からの累計報告を行っている。

　救急受入については救急委員会、手術運営会、外来運営会議がある。これらの会議は、直接
収入やマネジメント目標にかかわることを検討している。目標が達成されてもされなくても、
その理由や原因は必ず報告されている。会議には看護師長もメンバーとして参加している。ほ
かに看護部長、事務長も出席し、目標に対する実績の検証を行っている。

　これらは月単位の開催であるが、部会やミーティングは週単位で行われている。看護部の空
床報告会は毎日行われ、患者の転棟やベッドコントロールはこの会で調整する。このように最
新の情報を共有し、迅速な調整を毎日行うことがマネジメント目標の達成につながる。

＊＊＊

　最後に、「病院経営」とはお金もうけではない。健全な病院サービスを運営、継続していく
ことが病院経営である。そのため、毎年の目標に掲げた予算書や事業計画を実行していくこと
が大切である。予算を達成できない年度もある。しかし、その地域で期待されている病院サー
ビスを展開し、運営していくことが、地域貢献であり、病院本来の役割、そして当院の理念で
ある「地域から信頼される病院」を実行していくことであると考える。

chapter
6

看護部による
経営参画の事例

看護部による経営参画の事例
看護部の病棟経営に関する事例の解説

このChapterでは、看護部・看護師長の病棟経営の実際を紹介する。

1　常に経営を意識すべき理由

1）医療法人以外は赤字経営が多い

　厚生労働省における病院経営管理指標調査では、開設者別によって各調査項目が比較でき、医療法人、自治体病院、社会保険関係団体、その他公的病院に分けられ、全国平均の結果を比較できる。

　医業利益率で比較すると医療法人では2016年度は2.2％に対し、その他は0.2〜-17.6％である。自治体病院などは補助金により補てんされるので、経常利益率は、0.2〜-2.4％だが、おおよそ医療法人以外は赤字で経営している病院が多いと予想される。

2）自治体病院においても経営改善は重要

　また、自治体病院においても補助金の削減など、病院個々の経営改善をしなければならないこともあり、今後のことを考えると医業収益だけで利益を出せる病院経営を求められるかもしれない。特に病院の機能や実力を公表される時代になってきた中で、その病院の地域における存在価値というものを、しっかりと築いていかなければ病院の存続にも関わってくる。

　医療法人における医業利益率と経常利益率の差は1％程度しかない。一方、自治体病院の場合は15.2％程度の差があることを考えると、多額の補助金により経営が成り立っている現状がわかる。

3）看護管理者に求められる経営参画とは

　看護管理者にとって課題となるのは、病院経営指標による医療・看護の質を維持しながら、理想となる病院の機能やあるべき姿を導き出すことである。経営感覚をもち合わせつつ、病院の方向性を保健・医療・福祉の動向に応じた経営参画が求められることもある。

2　教育にかかわる予算を確保

　看護部においては、人件費もしくは職員教育費として、病院負担による研修参加費用の年間予算を確保したい。そのためには、教育費にかかる実際の金額や、間接的に病院が負担してい

る金額を知る必要がある。もう一歩踏み込むのであれば、その教育予算を捻出するために、どの程度の病院収益が必要なのかも考えたい。

　病院の負担による研修をする場合、参加する看護職には研修費に加え、その他の間接的な費用を含めて病院が負担していることを知ってもらうことも重要である。ただ単に研修に参加できて「ラッキー」という事だけではなく、病院が投資している限りには研修の有効性が求められることを一人一人自覚しておきたい。

　また、病院経営が困難になってきた場合、真っ先に予算から削除されやすいのは教育研修費であるが、看護管理者はそうならないよう支出の中身を理解し、研修効果や投資の目的をしっかり持ち、経費削減されない努力をしたいところである。

3　感染制御が経営に与える影響

　看護が経営に影響を与える例として、特に感染制御は大きい。まず、院内感染を起こせば、それにかかわる支出が増えることを理解しなければならない。

　また、現在では、診療報酬において感染対策に対する体制を整備することで加算が取得できるが、今後定着すれば要件が追加・変更される可能性もある。

　さらに、この加算によって部位別の医療関連感染サーベイランス（ターゲットサーベイランス）を測定している病院も多くなった。このデータを活用することで、看護としてどのようなケアを提供すれば減少できるのか、などを検討することができる。

　感染制御により収入を増額させることは看護部として加算以外では難しいが、看護の質を向上させることによって支出を抑えるための一つの指標になる。目標達成に向けて数値化もしやすく、看護の標準化、質向上に向けた取り組みがしやすいので活用したい。

看護部による経営参画の事例
民間病院の看護部における収入増に向けた取り組み

当院の概要

　佐藤病院（以下、当院）は、大阪府の北部に位置する120床（看護単位3単位）の急性期一般病院である。グループ内には医科大学から経営譲渡された199床の急性期病院や50床の在宅療養支援病院、透析施設、在宅医療を担う有床診療所、訪問看護ステーション、介護施設（介護老人保健施設・介護老人福祉施設・有料老人ホーム・サービス付き高齢者施設など）があり、27施設69事業所が切れ目なく医療・看護・介護が提供できるよう、互いに連携し地域包括ケアを実践している。

> **佐藤病院　病院概要**
> **所在地**：大阪府枚方市養父東町65-1
> **診療科**：29科
> **病床数**：120床（【開放型病床5床】、個室32床、2人室28床、4人室60床、透析ベッド9床）
> **職員数**：413名（看護職138名）
> **病院機能**：一般病床
>
> **2018年度実績**
> **平均在院日数**：12.9日
> **病床利用率**：99.9%
> **1日平均入院患者数**：119.9人
> **1日平均外来患者数**：438.9名（紹介率：31.4%）
> **看護配置**：7対1

当グループの情報共有システム

　当グループでは、毎朝8時30分から朝礼と会議が行われる。これは、創業者である理事長の、「情報を共有しないで経営するのは盲目運転と同じである」という考えからだ[1]。

　情報の共有として8時30分から10分間、各部署が持ち回りでテーマに沿った発表や情報提供を朝礼で行う。その後、8時40分からは9時の始業開始まで20分間で各種会議が行われる。そして特に重要な理事・部長会議、主任会議、経営会議はそれぞれ月に1回、水曜日の朝8時から9時まで幹部職員対象に行われ、グループ内の情報は、経常利益に至るまですべてが発表され、病院経営に関する数字もオープンにされている。そして、金曜日にはそのデータを朝礼で報告し、幹部職員に限らずみんなが共有できるシステムとなっている。

　当院の病床利用率は目標値が100%であり、朝食後退院し、10時には次の患者が入院するということも少なくはない。毎朝の朝礼では、昨日の入院が何名で本日の退院予定が何名、入院予定が何名で入院可能ベッドが何床か、または不足ベッドが何床かを外来師長とそれぞれの病棟師長が報告する。各施設の管理者やMSWなどがその情報を共有し、退院を促し、受け入れを要請できるシステムになっている。また、救急医療に力を入れており、「断らない医療の提供」をモットーに医師は、内科系、外科系各1名の当直体制を行っている。

この朝礼や会議に参加することで、主任以上の役職者は、グループの進むべき方向や事業の意図を理解することができる。そして、それらをスタッフレベルにまで落とし込み、情報の共有を図ることが求められている。会議のなかでは細かな数字が出されるわけであるが、それらに対して対前年比はどうか、前月比はどうか、上がった理由、低迷の理由など即座に答えられるようにしておかなければならない。必然的に数字が読める管理者が育成されていくのである。

また、会議には鉄則があり、「検討します」という言葉を使うことは禁じられている。事案については、いつまでに、だれが、どのようにするのかを答えなければならず、「結論から言いたまえ」と何度も注意を受けることもあり、頭のなかを整理して簡潔に伝えることが要求される。ここまで述べると、まるで軍隊のように思われるかもしれないが、そうではない。

当グループは、中小規模の病院や施設、事業所の集まりであるため風通しは良く、横のつながりも強固で互いに連携しながら何事も即決していく体制にある。短い時間で決められたことは即実行し、次週の会議では実行の有無が問われるため、改善のスピードはかなり速く、それだけに看護管理者としても経営に参画しているという意識は高く、やりがいがある組織といえるのではないだろうか。

収入増に向けた看護部の取り組み

経営の視点で看護部が取り組める内容としては図 6-1 に示すように、医業収入部分と医業費用部分に分けることができる。医療収入に関しては、入院収入は、入院患者数を確保することや平均在院日数の短縮、病床利用率の上昇、病床回転率を上げるなどが考えられ、入院以外（その他）の収入は外来患者数の確保、増加、1 人当たりの単価の UP などがあげられる。

次に、支出を下げるためには医業費用として材料費、人件費など経費削減が考えられる。この人件費削減は、病棟配置においては、看護師の定数は決まっているため、余分に採用しているのでなければ頭数を減らすわけにはいかず、これ以上の削減は行えない。そこで、少なくとも無駄な人件費が出ないように、そして職員にとっても事業主にとってもウィン - ウィン（Win-Win）となるように、対策を講じなければならない。そこで、定時で帰れることを優先課題として時間外削減で人件費削減を行い、取り組んだ。

1　看護部ができる外来患者数の確保・増加作戦

単純に考えて、外来の売り上げを上げるには患者数を増やせばよい。しかし、指をくわえていても患者数は増えない。医師が内科系、外科系と 2 名体制にもかかわらず、2017 年まで救急を受け入れるための外来当直看護師は 1 名であった。そのため救急の受け入れが困難なこと

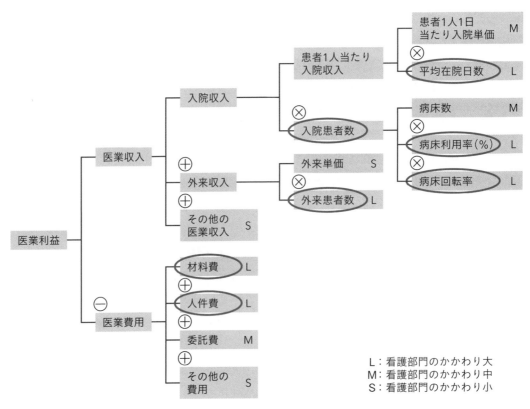

図6-1 医業利益ツリー
出典/遠山峰輝, 堤達朗, 田中信明:病院経営を科学する!;「問題解決型思考」が切り拓く病院経営の新手法, 日本医療企画, 2003, p.135より引用, 一部改変.

もあった。しかし、外来単価を考えると救急患者の単価ははるかに高い。会議のなかでも救急件数や応需率だけでなく、断り理由や断った原因はどこにあるのか、看護師なのか医師なのかといったことまで話し合われる。

　そこで、看護師の手薄なために断ったということがないよう、2018年春から当直看護師を2名体制に変更した。人件費はその分上昇することになるが、救急患者の受け入れは手術につながるなど、その後の収入増にも大きくかかわるため交渉を重ね、人員がそろった時点で開始した。これにより満床以外の理由での救急断り件数（たとえば、来院後の待機時間を理由にした断り）が減少し、救急応需率も2017年度平均が81.9%に対し、2018年度は平均85%以上となり10月では91.1%と増加した。救急体制だけが売り上げ増の要因と一概には言えないが、外来の売り上げも上昇した。

　残念なことに人件費削減等、人員配置の問題から2019年度から外来当直看護師は1名＋遅出、早出体制へと切り替えられたが、救急受け入れ件数は減少とはならず2019年度2141件と85%前後を推移している。

2 師長の手腕が問われる病棟患者獲得作戦

　次に、病棟に着眼してみると、こちらも患者数増が収入増に直結する。なおかつ、患者1人当たりの単価を上げることが必要となるが、これは看護師だけでできることではない。医師の診療の質が大きく影響する。

　では、1人当たりの単価を看護師が上げるためにはどのようにすればよいのか。これはDPC算定の病院であれば在院日数を短くすることだといえる。必然的に高い点数で算定でき、単価も上がる。在院日数をただ単に短くするだけでなく、病床利用率も上げなくてはならない。そこで、目標値を病床利用率100%、平均在院日数10日以内、重症度・医療看護必要度30%以上と設定し、これに向かって科にこだわらず、空床があれば患者の受け入れを行うことを目標にした。ここで、数字に長けているW病棟師長の取り組みを紹介する。

W師長の取り組み

　W師長は、重症度・医療看護必要度や入院の数を目標値に向かって棒グラフに表し、毎日入力し病棟の中に掲示していた。

　W師長は45床の内科病棟であったが、まずは診療報酬をクリアするため

- ・30日で平均在院日数
- ▶ 18日以下にするには、入退院78人確保/月・45床満床の場合の必要度
- ▶ 25%以上だと1日に11.25人、30%だと13.5人の対象者が必要

というように目標に基づいて数を設定し、「今月はあと何人」と声かけを行っていた。そして入院数が少ないときは、午前中に外来まで電話をかけてでも退院後の入院を受けるということを行った。W師長は78人確保どころかコンスタントに100名から120名以上の入院を受け入れ、3単位のなかでも常にトップクラスの入院を受け入れ、多い月には160名という月もあった。さすがに160人は忙しかったであろうと「ありがとうカード」（具体的な感謝の言葉をカードに書いて渡すシステム）を看護部長からスタッフステーションに渡したくらいである。

　師長が目標を数値化して病棟管理を行えば、このような数字も出せるのだと感心した。入院が多いということはその分、退院もあり、在院日数も短縮できる。在院日数が短くなれば、DPC病院は単価も高い時期での請求ができるため収入増に貢献しているといえる。

いくら収入を上げても人件費率が高ければ収益を圧迫しかねない。病院の中で過半数を占める看護職員の時間外労働にかかる費用はかなり大きいものである（表6-1）。そこで、人件費削減には「収益最大、経費最小」を考え、「定時で帰れる職場つくり」も視野に入れて対策を検討した。

表6-1 佐藤病院看護部時間外集計（2018年度）

		4月	5月	6月	7月	8月	9月	10月	11月	12月	1月	2月	3月	2018年度 合計	2018年度 月平均	2017年度 月平均
2階 (外科)	普通	19.5	0	13.5	3.5	9.5	20.25	42.25	10.5	7	39	21	22.5	208.5	17.4	20.8
	深夜	1	0	0	0	0	0	0	0.5	0	0	1	0	2.5	0.2	0.6
	休日	2	0	0	0	0	0	0	0	0	0.75	2	0	4.8	0.4	1.4
	総時間	22.5	0	13.5	3.5	9.5	20.25	42.25	11	7	39.75	24	22.5	215.8	18.0	22.7
	一人当たり	0.8	0	0.5	0.1	0.4	0.8	1.6	0.4	0.3	1.5	0.9	0.8	7.9	0.7	
3階 (整形)	普通	81	72.75	91.25	65.1	68	46.5	29	48.75	34.5	44.5	73.75	44	699.1	58.3	43.3
	深夜	11	11	12.5	7.75	11.25	8	2.75	12.75	4.75	10.5	15	8.5	115.8	9.6	9.1
	休日	2	4.25	6.75	15.25	11	33.4	16.25	3	0	36.25	12.25	5.25	145.7	12.1	3.2
	総時間	94	88	110.5	88.1	90.25	87.9	48	64.5	39.25	91.25	101	57.75	960.5	80.0	55.6
	一人当たり	3.1	2.9	3.8	2.6	2.7	2.6	1.5	2.0	1.2	2.9	3.2	1.8	30.4	2.5	
4階 (内科)	普通	18.25	9	17	14.5	22.25	21.25	19.5	46.5	33	22.5	32.5	11.5	267.8	22.3	26.4
	深夜	0	0.5	0.5	0	0	1.75	0	0.5	1	0	0	0	4.3	0.4	0.2
	休日	0	11.5	0	0.5	2	0.5	0	6	3	3	2.5	1	30.0	2.5	6.9
	総時間	18.25	21	17.5	15	24.25	23.5	19.5	53	37	25.5	35	12.5	302.0	25.2	33.5
	一人当たり	0.6	0.7	0.6	0.5	0.8	0.8	0.7	1.8	1.2	0.8	1.1	0.4	9.9	0.8	
外来	普通	74.5	25.5	42	53	64.5	50.5	49.5	61	121.5	69.5	54.5	58.5	724.5	60.4	47.8
	深夜	22	13	4	4.5	2	2	4	0	6	6	1.5	0	67.0	5.6	8.5
	休日	7.5	8	0	1.5	7.5	1	0	10.5	7.5	6	3	0	52.5	4.4	5.9
	総時間	104	46.5	48	59	74	53.5	53.5	71.5	135	81.5	59	58.5	844.0	70.3	62.1
	一人当たり	5.5	2.3	2.4	2.8	3.5	2.5	2.5	3.4	6.4	3.9	2.8	2.9	41.1	3.4	
OP室	普通	40	54.75	77.25	31	62.5	40	44.75	73	62.15	51.5	86.75	78	701.7	58.5	51.9
	深夜	0	11.5	5.25	6.5	0	0	0	6.75	2	1.5	0	1.5	35.0	2.9	3.3
	休日	1.25	24.5	0	2	9	0	4.83	2.75	15.75	0	0	1.75	61.8	5.2	4.5
	総時間	41.25	90.75	82.5	39.5	71.5	40	49.58	82.5	79.9	53	86.75	81.25	798.5	66.5	59.7
	一人当たり	3.8	7.6	6.9	3.0	5.5	2.9	3.3	5.9	5.7	3.8	6.2	5.8	60.3	5.0	
合計		280.0	246.3	272	205.1	269.5	225.2	212.8	282.5	298.2	291	305.8	232.5	3121	260.1	233.7
一人当たり		2.4	2.0	2.3	1.6	2.2	1.8	1.7	2.3	2.4	2.3	2.4	1.9	25.3	2.1	

外科病棟の時間外労働が多い

病棟ごとの時間外を比較すると、外科病棟の時間外が圧倒的に多かった。しかし、W師長の次に内科病棟師長になったB師長の病棟は時間外がほぼなく定時で帰ることができていた。

まず、時間外が多い病棟の師長へのヒヤリングを実施すると「内科病棟は定時で帰宅することができるが、外科病棟は忙しいので難しい」という言葉が返ってきた。はたして本当にそうであろうかと疑問が残る。なぜなら、気概が違うからだ。内科の病棟に午後から用事を依頼すると「こんな時間に何ですか。もっと早く依頼してほしかったです」と言われてしまう。なぜ

なら定時である17時を目指して、逆算して仕事をしているからである。B師長は16時30分になると目覚まし時計を鳴らし、「Aさん、どのような仕事が残っていますか」と全員に順番に声をかけていく。そして、「おむつ交換とカルテ記載がまだです」と返答があると、「BさんはAさんの受け持ち患者のおむつ交換フォローをお願いします。Aさんは早急にカルテを書いてください」という感じで全体を見渡して声をかけ、いわばみんなのお尻を叩いている状態である。チーム全体が17時を意識して逆算して働いているのである。定時で帰るという気概を感じる職場である。

かたや、時間外の多い病棟は、時間がゆったりと流れているというか「どうせ、手術が終了するまで帰れないから」といった感じで比較的落ち着いた時間が流れているように見受けられる。「17時で帰らなくてはならない」といった気概が感じられないのである。

作戦1：違う病棟の良いところ探し

そこで第1弾、主任をローテーション研修し「違う病棟の良いところ探し作戦」を開始した。師長どうしで日程を調整し、互いの病棟を主任に体験してもらうのだ。しかし、ここで「悪いところ探し」にするとあらを隠してしまうし、見えるものも見えなくなる。そこで、帰れる病棟と帰れない病棟の違いを主任自らが体験し、良いところを知ってもらう、そして自部署へもち帰ってもらうという目的で実施した。

これはことのほかうまくいき、主任たちは目からうろこがたくさん落ちたようだ。お互いの良いところを自慢し合い、取り入れてくれた。たとえば、退院時の患者さんを病棟看護師総出でお見送り作戦や、「今日の受け持ちは私です」というあいさつカード（朝にあいさつをして受け持ち看護師カードをベッドサイドに掲示、夕方、あいさつをしてカードを引き上げるというもの）であるが、これは実施していない病棟でもやってみようと普及し、全体で行えるようになった。しかし、時間外はなかなか減ることはなかった。なぜなら「外科は手術があるから忙しい」という固定観念がゆるぎない呪縛となっていたからである。

作戦2：絶対帰る病棟からスタッフの移植術

第2弾では、「絶対帰る病棟からスタッフの移植術」を実施した。ママさんナースの3名に時間外が多い病棟へ異動してもらった。ママさんナースたちは、保育所のお迎えがあるため、全員定時で帰る。元の病棟で逆算して仕事をするということを実践してきたので、移動先の病棟も少しは帰る雰囲気が生まれた。しかし、大幅な時間外削減には至らなかった。

作戦3：定時で帰るために逆算した仕事ができる師長の異動作戦

そこで第3弾、「定時で帰るために逆算した仕事ができる師長の異動作戦」を行い、これが見事に成功した。ゼロベースで考え、「そもそも外科だから帰れないなんてあり得ない」から

スタートし、様々な業務改善を展開してくれた。看護師に関することでは、処置のまわり方は
ワゴンをうまく活用し、いちいちスタッフステーションへ物を取りに来なくてもよいシステム
に変更した。また記録の簡素化および改善、遅出の看護師を配置し、夕方以降の手術患者は、
その看護師が担当するように業務改善を行った。

医師に関することでは、「口頭指示が多すぎる」と院長に活を入れ、指示出しのシステムを
変更するなど、異動後3か月でほぼ時間外労働が出ない職場へと改善した。

時間外労働を減らすことが経営参画につながる

時間外労働は看護師にとっても職場環境上、良いものではない。あるスタッフが「いくら忙
しくても定時で帰ることができればがんばることができる。以前はいつ終わるかもわからず離
職も考えていた」と言ってくれた。実際、時間外労働の多い職場は離職率も高かった（図
6-2）。離職されると募集をかけ、来なければ紹介業者に依頼することになり、年収の2割程
度は業者に紹介料として支払わなくてはならなくなる。それだけでも80万 〜 100万円程度の
費用がかかるため、時間外労働削減と離職防止は大きな収益増へとつながる。この病棟は
2014年36.0%、2015年40.0%の離職率であったが、時間外が削減された2016年度には
11.5%、2017年度は0%である。これは大きな経営参画であるといえる。

結果、2014年度760.3時間／年、翌2015年度は1184.5時間／年もの時間外労働を出してい
た外科病棟が、2016年度は電子カルテ導入年であったにもかかわらず291.0時間／年、2017

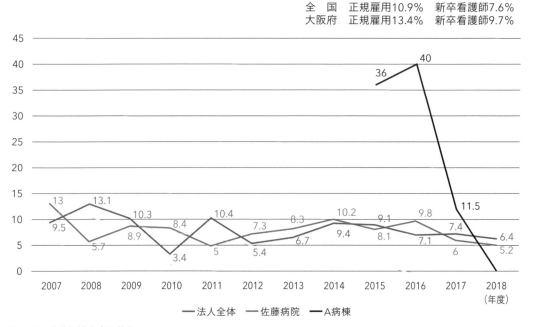

図6-2　看護師離職率の推移

年度は 272.8 時間／年と大幅な減少がみられた。まさに快挙である。

看護師長の手腕が問われる病棟経営

　会議では、収入、支出に関する数字、人件費や経費、医業利益、経常利益、科別診療単価、平均在院日数や病床利用率まですべての数字が出る。それを、時間をかけて分析していくため、どのように活用するかは師長の手腕が問われてくる。主任以上が参加するこれらの会議はまさに管理者の育成につながっているといえる。

　看護部は所帯も大きい分、経営に参画するウエイトも必然と大きくなる。目に見える数字だけではなく、細かな対策が大きな結果を生むこともあるため、絶えずアンテナを張り巡らせて、経営的な視点と改善の意識をもたなくてはいけない。小さい病院であることを理由とせずポジティブにとらえ、日常のなかからあふれるヒントをキャッチして変革することが重要である。

　看護管理者のやりがいは果てしなく続く。昨日より今日、今日より明日へと与えられた仕事に対し、改善、改良を考え続けることが創造的な仕事へとつながっていくといえる。

引用文献

1）佐藤真杉：自伝による美杉会グループグループのあゆみ, 日本医療企画, 2019, p.167.

参考文献

●川口雅裕, 髙須久美子：マネジメントの基本概念が図解でわかる 速習！看護管理者のためのフレームワーク思考53, nursing BUSINESS 秋季増刊, メディカ出版, 2015.

看護部による経営参画の事例
自治体病院の看護における経営改善の取り組み

当院の概要

　市立大町総合病院（以下、当院）は長野県大町市にある自治体病院である。理念として「私たちは、地域に密着した温かく誠実な医療を実践」を掲げ、市に唯一の病院として地域の医療ニーズに対応している。

　当院が位置する大北医療圏は人口減少、少子高齢化が進む地域（図6-3）で、深刻な医師不足を抱えている。当院を含め2つの急性期病院があり、当院は二次救急の「北の砦」病院として、周産期から在宅看取りまで担っている。

　わが国の医療は病院完結から地域連携へと変化している。この変化に対応するため、当院では急性期病棟、療養病棟、介護老人保健施設、訪問看護ステーションを併設し、在宅や施設への復帰支援を目的に地域包括ケア病棟を開設した。さらに、住み慣れた場所での療養を目的に訪問診療も開始し、在宅患者が増加した。一方で、医療必要予測に基づき、2018年7月に急性期病棟65床、療養病棟14床を削減し、病床数を278床から199床に減らした。さらに少子高齢多死という人口動態の変化に合わせて、在宅療養支援病院として24時間体制での訪問診療や訪問看護を充実、病院の機能見直しを進めている。

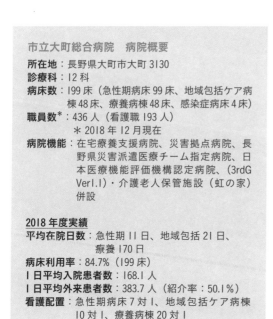

市立大町総合病院　病院概要
所在地：長野県大町市大町3130
診療科：12科
病床数：199床（急性期病床99床、地域包括ケア病棟48床、療養病棟48床、感染症病床4床）
職員数＊：436人（看護職193人）
　＊2018年12月現在
病院機能：在宅療養支援病院、災害拠点病院、長野県災害派遣医療チーム指定病院、日本医療機能評価機構認定病院、（3rdG Ver1.1)・介護老人保管施設（虹の家）併設

2018年度実績
平均在院日数：急性期11日、地域包括21日、療養170日
病床利用率：84.7%（199床）
1日平均入院患者数：168.1人
1日平均外来患者数：383.7人（紹介率：50.1%）
看護配置：急性期病床7対1、地域包括ケア病棟10対1、療養病棟20対1

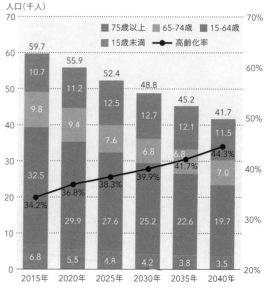

図6-3　大北医療圏の人口推移

求められた経営改善

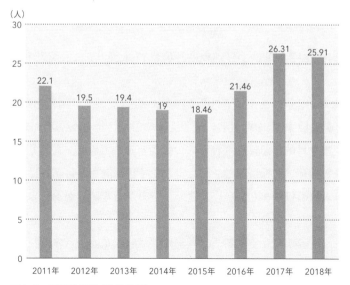

　当院は公立病院として漫然と経営してきた結果、厳しい経営状況に陥っており、経営改善が求められている。2017年度より、この状況を改善すべく看護部が一丸となり「私たちにできること」に取り組んできた。結果として超過勤務の削減、ごみや光熱費などのコスト意識の向上は達成できた。しかしながら、病院全体としてはまだ望ましい経営状況ではなく、昨年度の決算で資金不足は20%を超えた。2018年7月の市議会や新聞でも当院の経営問題が取り上げられ、「大町病院再建に向けて」が市長選の論点となった。

　資金不足比率が20%を上回ったことにより、地方公共団体の財政化に関する法律による経営健全化団体となったことで、個別外部監査が実施された。監査報告、職員集会の開催に次いで、いよいよ職員賃金へ手が入れられたことで職員の危機意識は高まった。

　個別外部監査報告では、補助金や市よりの繰入金を大幅に超える建物、器機および備品などの投資を実施した結果として資金不足が生じ、これを一時借入金で賄ったため、資本不足比率が急激に高くなっていることが示された。

　この7年間の赤字の主たる原因は給与費と減価償却費の増加である。経営的にみれば、経営成績把握のトップラインである純医業収益が少しずつでも増加傾向にあることは、患者や地域から支持されていることの証左であり、今後の再建計画を策定するうえで勇気づけられるところである。一方、給与費については、2011年に一般病棟入院基本料7対1施設基準を取得し、その後も各種の施設基準や加算取得に向けて体制を整えるために、事務員や診療技術員の増員

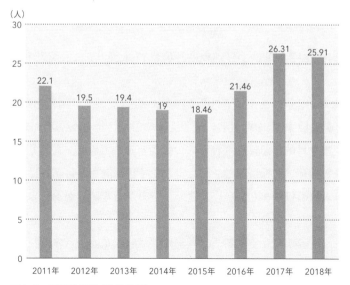

図6-4　医師数推移（常勤換算）

表6-2　要約損益計算書

項目　　　　　年度	2011	2017	2017-2011
Ⓐ損益計算書			
純医業収益	36億89	38億00	1億11
純医業費用	39億14	45億65	6億51
内（給与費）	△22億96	△28億29	△5億33
内（減価償却費）	△3億23	△4億34	△1億11
内（そのほか）	△12億95	△13億02	△7
純医業損益	△2億25	△7億65	△5億40
純医業外収益	38	43	5
純医療外費用	2億18	2億14	△4
純経常損益①	△4億05	△9億36	△5億31

単位：百万円

はできたが、医師は増員できなかった（図6-4）。医師の確保ができなかったことから、増員が診療報酬の増加に結びつかず、給与費だけが増加した状態となった（表6-2）。

　今後、個別外部監査の結果を踏まえ、早急に経営改善計画を策定し、実践することが急務である。当院の経営改革における今までの看護部の取り組みを振り返り、持続可能な組織を牽引する看護部としての展望を述べる。

解説	看護部としての取り組み

1　ベッドコントロール看護師による病床稼働率の増加と安定化

　2011年度と比べ、2017年度は1日外来患者数が17人減、1日入院患者数が15人減となっている（表6-3）。

　大町市の高齢化率は38.7％と高く、当院の在宅への退院調整は困難を極めていた。2016年1月に地域包括ケア病棟48床を開設し、老々介護や独居、認知症患者が安心して地域で過ごせるよう、退院支援を目的に急性期病棟からの転棟を進めてきた。急性期病棟が3病棟から2病棟に減り、地域包括ケア病棟が開設されたことで多科が混在した。各科外来看護師はどちらの病棟に入院受け入れの依頼をしていいか迷い、空床があるにもかかわらず、入院病棟の選定に苦慮した。

　当院は、予約入院患者が少なく、冬季、夏季に近隣の観光地からの入院患者が増加し、季節変動が大きいことが特徴である。安定した病床利用と円滑な入院調整を目的に、2016年4月より副看護部長をベッドコントロール看護師として配置した。

表6-3 医療経営指標の推移

区分		2011年度	2012年度	2013年度	2014年度	2015年度	2016年度	2017年度	2011年度比 差引
外来患者数		10万6786	10万5487	10万2356	10万4112	10万7635	10万5775	10万2132	△4654
1日平均外来患者数		401	394	385	388	403	398	384	△17
入院患者数		6万8238	6万3473	5万9714	6万2848	5万9247	6万2681	6万2518	△5720
1日平均入院患者数		186	174	164	172	162	172	171	△15
退院患者数		3724	3530	3064	3205	2884	3296	3387	△337
平均在院日数（一般）		13.6	12.7	13.6	13.6	13.1	13.1	12.7	△1
病床利用率（許可）		66.6%	62.1%	57.6%	63.3%	58.2%	61.8%	61.6%	-5.0%
病床利用率（稼働）		66.6%	62.1%	61.3%	65.7%	69.7%	82.6%	84.8%	18.2%
救急車搬送人数（時間外）		660	666	667	854	889	967	962	302
救急車搬送人数（総数）		1132	1045	1050	1297	1347	1514	1467	335
手術件数		928	856	764	861	729	779	703	△225
分娩件数		261	218	199	181	31	122	89	△172
入院単価（円）		3万3053	3万3888	3万4059	3万4610	3万5113	3万6546	3万6030	2977
	平均単価（一般）	4万814	4万3703	4万3704	4万4307	4万5993	5万2358	5万2919	1万2105
	平均単価（地域包括）	–	–	–	–	3万8616	3万6368	3万5370	–
	平均単価（療養）	1万9179	1万8999	1万9958	2万480	2万558	2万134	2万384	1205
外来単価（円）		1万405	1万767	1万735	1万590	1万529	1万507	1万1129	724
一般会計繰入金（千円）		8億5809万7	8億9999万2	7億9429万3	7億9755万5	8億2974万8	9億4974万9	9億5000万0	9190万3
	収益的部分	5億6979万6	6億1837万8	5億6907万1	5億1467万5	5億8086万4	3億7072万1	3億0334万6	△2億6645万0
	資本的部分	2億8830万1	2億8161万4	2億2522万2	2億8288万0	2億4888万4	5億7902万8	6億4665万4	3億5835万3
初診率		10.3%	9.8%	9.8%	9.8%	10.0%	10.1%	10.1%	-0.2%

　ベッドコントロール会議は週3回開催し、治療経過のみならず、ADLの状況、退院困難事例については要因を共有し、適切な病棟や退院先選定を行う場として機能させている。参加者はベッドコントロール看護師、一般病棟師長、域包括ケア病棟師長、療養病棟師長、退院調整看護師、域包括ケア病棟師長、療養病棟師長、退院調整看護師、MSW、医事課、PTである。当初は週3回であったが、現在は週2回と月1回の退院調整会議として、地域連携室、訪問看護ステーション、老健がさらに加わった会議として機能している。

　入院患者の入院病床の選定は、外来救急搬送患者、転院、在宅からの依頼に至るまで、すべてベッドコントロール看護師に連絡が入る。ベッドコントロール看護師は、病棟師長と連携し、入退院・転院情報、空床状況、特記すべき患者状況、感染症発生状況などを把握し適切な病棟へ入院を決定する。空きベッドがないから入院できないという事態にならないよう事前に、空床確保のため関係職種に働きかけを行っている。

　急性期病棟入院単価は2015年度4万5993円から2017年度5万2919円と6926円増加した。ベッドコントロールの成果として、在院日数の短縮を中心に努力した結果、効率性係数が上がり、経営に貢献できた（表6-4）。

表6-4　市立大町総合病院医療機関別係数の推移

項目	2015年	2016年	2017年	2018年
機能評価係数Ⅱ※	0.0532	0.0564	0.0599	0.1049
効率性係数	0.00634	0.00464	0.01107	0.0308
複雑性係数	0.00263	0.00797	0.0075	0.0074
カバー率係数	0.00604	0.00292	0.0303	0.0066
救急医療係数	0.00826	0.001133	0.001015	0.00193
地域医療係数	0.01023	0.01086	0.01061	0.0247

※機能評価係数Ⅱについて：DPC対象病院に対して、医療提供体制全体としての効率改善等へのインセンティブを評価

項目	評価の考え方
効率係数	在院日数短縮の努力を評価する
複雑係数	患者構成の差を1入院当たりの点数で評価する
カバー率指数	様々な疾患に対応できる総合的な体制について評価する
救急医療指数	緊急入院対象となる患者の入院後2日までの包括範囲出来高点数
地域医療指数	中山間地域や僻地において、必要な医療提供の機能を果たしているかを評価する

2　診療報酬改定に伴う、地域包括ケア病棟の在宅復帰率の維持、直入率、緊急入院受入れ対策

　2018年度の診療報酬改定で、地域包括ケア病棟の在宅復帰率の計算式の分子対象から療養病棟（加算＋）と介護老人保健施設（加算＋）が除外された。このため、2017年度までの地域包括ケア病棟の在宅復帰率は平均89％だったが、新診療報酬改定に置き換えたシミュレーションでは在宅復帰率は69％であり、改定後の在宅復帰率を70％以上に維持することが課題となった。当院の地域包括ケア病棟への転棟患者は高齢で認知症を有している場合が多く、地域包括ケア病棟への転棟患者や転院患者の選定やその時期を見誤らないようにすることと、地域包括ケア病棟での在宅支援を充実させることに取り組んだ。

　2018年度は、早期に退院困難要因を抽出するために入退院支援室を設けた。現在、予約入院のみの対応であるが、今後は緊急入院を含めた患者の対応ができるようにすべく活動している。

　地域包括ケア病棟では、転棟後の3日目カンファレンスで医師、MSWと自宅退院に向けての検討を行い、退院時期を逃さず、帰れる状態のときに帰ること、施設入所前でも可能な限り自宅で過ごす時間を設けることを目標と診療した。生活リハビリテーションに力を入れ、在宅療養が可能になるよう支援している。

　さらに退院調整看護師とMSWが、近隣の在宅復帰としてカウントされる施設を把握し、「何を？ どこで？ どのように？」を共有し、患者・家族とのカンファレンスの方向性を確認することで、在宅復帰率80％以上を維持している。

医師は、患者の容態や主たる介護者の突発事象によって地域包括ケア病棟のレスパイト入院を支援し、稼働率向上に向けてベッドコントロール看護師との連携も密に行っている。

3　病床稼働率の可視化

稼働率の低迷の打開策として、多くの医師をはじめ職員に経営に関心をもたせ、参画してもらうために、まずは、経営改善会議で日々の病床利用率を可視化することを提案した。電子カルテで病棟マップを確認すれば、おおよその人数はだれでも見ることができるが、前年度同日比較や月単位の比較はできない。日々、数値目標を示し、職員の努力する意識をもつことの必要性を感じた。

医師のカンファレンスルーム前にホワイトボードを設置し、午前8時までに、昨年同日、前日の入院患者数・病床稼働率を看護部長が記載することとした。(感染症4病床を除く195床として計算)。職員通用路にあり、多くの職員たちは、毎朝ホワイトボードを確認している。

運営会議を待たずして、日々目標値に達していることがホワイトボードで把握できている。

4　看護部の時間外労働・時間外手当の削減

2016年度の看護職の超過勤務時間と病床稼働率を比較してみると、4月、5月、9月、10月に稼働率が大きく落ち込んでいるにもかかわらず、超過勤務時間はわずかな減少にとどまっている（図6-5）。

2017年度は師長会で毎月の超過勤務時間の提示を行い、各部署会で業務改善を検討し、業務改善に取り組んでいる。年度末の看護集会では、2016年度と比べて削減率が大きかった部署に事務長賞の表彰を行い、業務改善内容を発表してもらった。働き方改革の視点で、フレックス勤務の導入、代休消化などにより工夫されており、他部署が同様の取り組みをするためのきっかけとなった。

2018年度は副師長会の活動として、副師長15人が2チームに分かれ、1チームは他部門との連携をテーマに、もう1チームは超過勤務の現状分析を行い、自部署の業務改善につなげる推進者としての活動を実践している。

他部門との連携を行うチームは、薬剤科との話し合いのなかで、病棟薬品在庫の削減と、急性期病棟への薬剤師配置ができた。入院処方の一包化を実現した。さらに検査科との話し合いでは、週初めの採血が多い日に早出検査技師が病棟採血に入ることが実現できた。他部門との調整役として副師長がかかわることで、他部門との連携が急速に改善し、職種を越えた応援体制が生まれ、救急車受け入れや繁忙時、当直時には検査技士や放射線技師が搬送や検査に携わることで多少なりとも看護師の負担軽減につながっている。

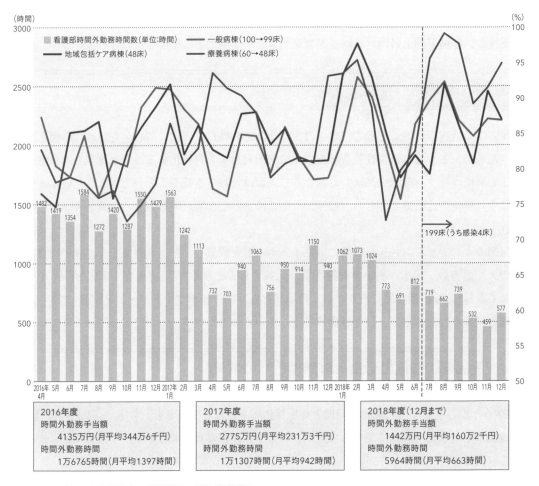

図6-5 月ごとの病床稼働率と看護職員の超過勤務時間

　超過勤務を担当した副師長会チームは、毎月、病棟ごとの超過勤務時間を集計し、入院受け入れ数、入院患者数、必要度との関係を集計し、各病棟の副師長をとおして部署の業務改善につなげている。

　結果、業務改善の成果として、看護部全体の延べ超過勤務時間・超過時間手当額は減少した（図6-5）。年間の超過時間を月平均でみると、2016年の月平均1397時間から、2018年度の663時間（4～12月末までで）に減った。

　看護職全員に実施した「超過勤務に関するアンケート」によると、上司からの命令で超過勤務を行っている部署は少なく、終業後の時間外労働の管理が課題となっている。師長会で、終業時、残っているスタッフに声かけを行い、業務の応援を行う、超過時間の指示を行うことを確認した。

5 認定看護師の活用による収益の増加

　当院では、認定看護師が感染、認知症、皮膚・排泄、緩和ケア、糖尿病看護の計6人いるが、感染と糖尿病看護を除く3人は病棟配置で活動日は週1回と、十分な活動時間を確保できていなかった。

　そこで、2017年10月より皮膚・排泄ケア看護師を部長室付専従にした。認知症看護師の活動日を週3回に増やした。緩和ケア看護師の活動日を週3回とし化学療法室担当とした。さらに退院後訪問や認知症ケア加算、排泄自立指導料を算定できる環境を整備した。緩和ケア看護師は、化学療法中にリンパマッサージ指導、食事指導、精神的支援を行い、がんサロンを月1回開催することができるようになった。遠方の大学病院へ化学療法に通っていた患者が当院へ戻ってきており、通院負担の軽減にもつながっている。

　認定看護師による収益は、2016年度の365万3960円から、2018年は4月から12月末までで668万2800円に増加している。

　看護白書では退院前と後の「患者宅への訪問指導の実施」はそれぞれ39.2%、34.3%となっている。当院では、認定看護師を中心に在宅に訪問するようにしているが、図6-6のように十分な活動となっていない。

　課題として、入院中からの患者家族との信頼関係を構築し、退院後に在宅への訪問許可が得られるまでのかかわりがもてるスキルが必要となる。認定看護師の努力だけではなく、看護部として医療の質向上を支援するために、特定行為研修の受講を勧めている。研修費全額、交通費、給与を保証し、来年度は2人の看護師が受講することが決まっている。

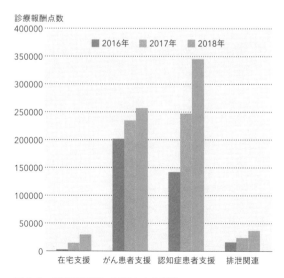

図6-6 認定看護師の活動による収益

自治体病院の看護における経営改善の取り組み

スタッフを長期研修に参加させるためには、人員確保が大きな課題となる。そこで、当院では多様な働き方を推進しており、プラチナナース（定年退職を迎える看護職）の再雇用、短時間勤務者の積極的雇用、高校生のアルバイトも看護補助者として活動している。

6　次世代リーダーを育てる環境整備

当院の看護部の昇格対象者は、管理職研修の受講者または受講予定者となっている。しかし、看護師長・副師長の管理職研修の未受講者が師長 23%、副師長で 66% と高率であるうえ、師長、副師長へ昇格後の管理職教育が院内で行われていない状況にあり、自信をもって管理業務を行うことが困難である。副師長のなかには降格希望者が 2 人いる状況であった。

当院には、これまで看護管理者を育成する教育プログラムや昇進のための客観的評価基準がなかった。2017 年度より師長・副師長推薦に、東京大学医学部付属病院看護部のコンピテンシーを取り入れた推薦書を作成し、結果をレーザーチャートにして推薦者全員に、面接時には本人に提示した。さらに、小論文の採点を行い、部長、副部長会で最終決定とした。

2017 年度と 2018 年度は、八潮中央総合病院看護部長をお招きして、管理職研修として 1 日研修を開催した。さらに院内管理職の講師や近隣の専門看護師の協力を得て、7 回の院内研修を行った。院内講師の研修会は、日勤終了後 1 時間とした。参加者は 30 人前後で、参加後のアンケート結果では、「正確な数値化が必要。グラフの活用、可視化してスタッフに説明する。たとえば、外来会で外来単価を科別に出して、スタッフ一人ひとりが把握することで経営を考える大切さを学べた」「目標管理を数値化する・入院収益を上げようと意識するようになった」「病院経営に参画する意識づけとなった」などの前向きな意見が出された。師長は、看護研究発表会で各部署の成果をデータで示し、管理の視点で発表した。

7　病院経営に貢献する看護部に

　当院は、2018年度は7月から199床に病床削減、11月に在宅療養支援病院の指定を受けたことで、12月現在で、前年度の医業収益と比較し、1億7400万円の増収、医薬品、診療材料消費額が3500万円削減されている。

　看護部の活動も病院経営に貢献するものにしていく必要がある。病院事業管理者の「医療・看護の質のためにどんなに赤字であっても教育費は削らない」という信念が、看護部全体の質の向上と専門性の高い看護師の育成を可能としている。これが、診療上においての加算や指導料、チームケア料の算定につながり、経営に対する看護部の貢献をさらに大きくしている。

参考文献
- 日本看護協会編：平成30年度版 看護白書；地域包括ケア時代の看護管理者の役割，日本看護協会出版会, 2018.
- 工藤潤：イメージで理解！たとえ話でわかる看護師長の実務病棟経営，日総研出版, 2014.
- 特集I　在宅復帰時代のベッド運用術，日経ヘルスケア, 6, 2018.

看護部による経営参画の事例
経営管理の視点をもつ人財育成経費の考え方
上尾中央医科グループの場合

上尾中央医科グループの概要

上尾中央医科グループ（以下、AMG）は、上尾中央総合病院を基幹病院として埼玉県・東京都・千葉県・神奈川県・茨城県・山梨県・群馬県の1都6県に、27病院と21の介護老人保健施設などを有している。現在グループ全体の職員数は1万7000人を超えており、全職員が一丸となってAMG発祥からの理念である「高度な医療で愛し愛される病院・施設」を目指し、医療・介護の提供を通じて地域に貢献している。

病院経営は、とても厳しい状況に置かれており、いかにして迫りくる様々な課題と向き合うべきなのか日々検討を重ねている。なかでも、病院経営を改善させる対策として重要となる人財確保と人財育成については、重点課題として取り組みを続けている。

看護・介護職員は8500人を超えており、現場における看護・介護の質の向上、および生産性の向上は、グループ存続を図るための重大な課題となっている。

看護職は職員のなかの最も大きな割合を占め、看護職の能力や資質が、提供される看護・介護の質、および生産性を左右し、病院経営に影響を与えている。このため、病院経営の視点からも看護職のキャリア開発が重要な課題になる。本稿では、AMGにおける人財育成の考え方について紹介する。

解説　看護職の人財育成の考え方

1　看護職向け研修

AMGでは、一定の条件を満たす常勤職員を対象に、職員の資質の向上および事業の推進に必要な人財育成のための研修参加や資格取得に関して、様々な支援が行われている。

看護職が受講できる研修は広範囲に渡っている（**表6-5**）。各病院・施設別に年間研修計画を作成し、AMG協議会に提出すると、グループ全体のバランスや研修参加の必要性などについて調整が行われる。その後、各病院・施設では受講対象者に対する動機づけを行い、組織に貢献できる人財育成を目指すことになっている。

看護職の参加頻度の高い研修には、看護学生実習指導者講習会、認定看護管理者教育課程

（ファースト・セカンド・サードレベル）、医療安全管理者養成研修などがある。また、認定看護師教育課程への受講希望者や特定行為養成研修への受講希望者も年々増加してきており、看護職のキャリア開発に対する意識の高さがうかがえる。

　看護学生実習指導者講習会や認定看護管理者教育課程での学びは、将来看護職としてのキャリアを考える際の重要なポイントになるため、各々の看護職は、自身のキャリア開発を考えると同時に、自身が所属する組織貢献に向けた努力を続けなくてはならない。自身の興味・関心のみの殻に閉じこもってしまうのではなく、組織に貢献できる専門性を最大限に発揮し、病院経営改善に向けた取り組みを進めることが期待されている。

　研修への参加希望ニーズに応えるために、各病院・施設では数々の調整が必要となる。研修の開催は研修機関ごとに様々であり、短期間で集中的に学習する集中コースと、勤務と研修を両立させながら週末を中心に学習する週末コースがある。開催期間も1〜6か月程度までと幅がある。研修費用が、病院・施設側の経費として負担となる場合も多いため、研修受講に関しては、これらの事情を総合的に勘案し、病院・施設にとっての生産性を十分に考慮したうえで決定される。

表6-5　看護職におけるAMG研修・資格取得支援の対象研修一覧

① 専門看護師
② 認定看護師
③ 認定看護管理者教育課程
　　ファースト・セカンド・サードレベル
④ 看護学生実習指導者講習会
⑤ 介護福祉士実習指導者講習会
⑥ 医療安全管理者養成研修
⑦ NST専門療法士
⑧ 訪問看護師養成講習
⑨ 看護教育養成課程
⑩ 特定行為養成研修
⑪ そのほか

2　看護学生実習指導者講習会

　看護学生実習指導者講習会においては、対象をとらえる力を培うと共に、これまでの看護師としての自分自身を振り返り、看護学生や新人看護師に対する教育の基本的な考え方を学び、その重要性や魅力・楽しさを感じとってくる。

3　認定教育課程の受講

　認定看護管理者教育課程においては、これらに加えて、対象である所属部署の職員を理解すると共に、組織の一員として自分自身に何ができるのか、いかに組織に貢献することができる

のかということを、ファーストレベル・セカンドレベル・サードレベルと段階を追って学んでいくことになる。

　認定看護師教育課程への受講については、基本的には病院・施設における組織の戦略目標と、受講を希望する看護職の目指す領域が一致していることが条件となる。ただし、この点に関しては、キャリア開発の一環として個人目標の達成だけが目的ではないということを十分理解していただくことが必要であり、自身が所属する組織にどのような形で貢献できるのかを十分考えたうえで受講するように促している。

　認定看護師教育課程のカリキュラムでは、スペシャリスト教育に則した内容で講義が進められるので、受講生自身の興味や関心がどの領域にあるのかが動機づけになっている場合が多い。看護師が受講を希望する領域と組織目標が一致しない場合には、受講支援を見送るケースも出てくる。しかし、このような場合には、看護師一人ひとりのキャリア開発を支えるために、看護師が志向する領域と組織目標が一致する病院・施設への異動など、グループメリットを最大限に活用した看護職の人財育成を行っている。

　AMG における認定看護師の資格取得後のインセンティブについては、原則的にグループ統一のルールで付与されている。しかし、病院・施設への貢献度の違いによって、差異が生じている現状もある。診療報酬に直接的にかかわる業務をどの程度担っているのか、また組織にどのような形で貢献できているのかが焦点になることが多い。

　このような考え方をしていくと、診療報酬に貢献しない資格取得のための研修は価値がないものととらえられがちである。しかし、決してそうではなく、組織を育てていくためには、たとえ収益に直結しないように見える研修であっても、病院・施設全体の医療の質の改善に向けた取り組みの一つとして欠かせないものもある。

解説	立場の違いによる優先順位の相違

1　2つの考え方

　実際の現場では、人財育成に必要な教育が大切なのだとする考え方と、目の前の患者へのケアに直結する看護業務が大切なのだとする考え方と2つの考え方があると感じている。どちらも重要であるには違いないのだが、置かれている立場の違いによって受け止め方に差異が生じているのだろう。また、病院の収入に直結する活動か否かで判断されてしまうような場合には、看護業務を優先せざるを得ない状況になることも否めない。

2　病院経営の指標と看護業務

　病院経営の指標には、①機能性　②収益性　③安全性　④生産性があるとされ、看護はそれぞれに貢献することができるといわれている。

　看護職に期待される生産性には、看護師が行うケアマネジメントの結果、在院日数の管理（短縮や適正化）、患者満足度の維持や向上に向けた取り組み、患者への説明と同意、あるいは、多職種間の調整による医療チーム力の向上、入退院調整に基づく在宅への移行支援などがあるだろう。

　同じく安全性については、特に組織全体に及ぶ医療安全管理、感染管理などがある。ケアの安定性と効率性の観点からクリニカルパスが運用されているが、その作成過程に関しても看護職は大いに力を発揮している。

3　マネジメント能力

　看護師は、医師と共に病院経営の推進力になっている。病院経営に参画できるような人財は、外部から簡単に獲得することができないため、人財の育成は、病院経営を考えるうえで重要な取り組みとなる。

　病院・施設経営の改善を考えた場合、これらを成し遂げられる人財の育成が絶対条件となるはずである。いわゆるマネジメント能力を身につけた看護管理者の育成と同時に、人に興味・関心を寄せることのできる看護管理者を育成する必要がある。人員管理・物品管理・経営管理などの様々な視点を身につけ、さらに組織に貢献することを意識できるようになるためには、上司や先輩看護師の教育的なかかわりが不可欠であり、単に病床を管理するための方法論を身につければよいという話ではないだろう。

　“教育”と“業務”の両者は密接に関連している。なぜなら、医療（福祉）が提供されている場は、“人”を相手にして成り立っているからである。病院の収入アップを考える際、BSC（バランススコアカード）などを用いて立案される取り組み（企画）を実行するのは“人”であることを踏まえると、人財を育成するために必要な経費（費用）は、決してムダな投資ではなく、むしろ後の生産性を高めることにつながるものと考える。

4　認定看護管理者教育

　AMGの例で、認定看護管理者教育課程の受講について考えてみる。受講中の処遇については、AMG研修・資格取得支援のルールに則り運用されている。AMGキャリアサポートセン

ターにおける受講料は、ファーストレベル10万円、セカンドレベル20万円、サードレベル30万円となっている。

　AMGの看護師長が認定看護管理者教育課「セカンドレベル」を受講する場合で、病院の費用負担額を計算したものが**表6-6**である。この負担額の66万5000円をどのように考えるのかという点が重要になってくる。

　なお、研修中の勤務の扱い方や費用負担の考え方などは、各々施設ごとの考え方や事情があるので、自身が所属する組織のルールを確認いただきたい。

　認定看護管理者教育課程の教育目標には、質の高い看護サービスを提供することや、保健医療福祉に貢献すること、つまり組織および地域への貢献が課題となってくる。なかでも、セカンドレベルの場合には、自部署の組織整備が課題の中心となっており、部署の管理者には業務の遂行能力と他部署との連携が期待されている。さらに、診療報酬の動向や組織運営に必要な経営分析の手法も学ぶ必要があり、組織整備を進めるうえで適正な人員配置の考え方は欠かせないだろう。

　物事に柔軟に対応できる人財、環境の変化に柔軟に対応できる適応力のある人財、対人関係構築の基本であるコミュニケーション能力のある人財、いずれも人的資源を有効に活用できる看護管理者でなければその育成は不可能である。人的資源を活用するための基本スキルを学ぶことは結果的に組織に貢献することにつながる。病院・施設における看護管理者の育成は、病院経営を円滑に進めるための基盤になるといえる。

表6-6　人材育成経費の計算

●AMG認定看護管理者教育課程「セカンドレベル」5か月間週末コース(金・土曜日コース) 受講の場合
・研修受講料：¥20万
・交通費：別途

Step1	1か月当たりの研修中に支払われる給与：¥35万×8日/30日 ＝ ¥9万3000……A
	1か月の研修日数：8日(金・土曜日)
	部署管理者給与：月額¥35万(住宅手当・調整手当・役職手当含む)
Step2	1か月あたりの受講料：¥20万/5か月 ＝ ¥4万 ……………………B
Step3	研修受講に伴う経費計算
	1か月当たりの受講に伴う経費 ＝ A¥9万3000 ＋ B¥4万 ＝ ¥13万3000
	病院の負担費用総額：¥13万3000×5か月＝¥66万5000＋交通費

5　業務・収益につながらない研修

　認定看護管理者教育課程はファーストレベル、セカンドレベル、サードレベルと進み、最終的に認定看護管理者となるための認定試験を受験することになるが、現状では、認定看護管理者の配置が診療報酬上の評価には直接結びついておらず、生産性を示しにくいのも事実である。

また、病院・医療福祉施設では、人財育成のために行われる教育活動は、業務に直結しないと判断されることが多く、その必要性を理解してもらうのは容易ではない。人財の育成には、お金と時間がかかるものだが、病院経営の立場からいえば、生産性のない経費は削減したいのも当然である。しかし、両者が互いの立場を理解し、病院経営の改善に向けた取り組みの一環として人財育成を位置づけていく努力が必要であると考える。

将来的にどのような組織を構築して行きたいのか十分に検討し、そのために必要な支出の重要性を見失わないように、理解に向けた努力をしていきたい。

人財育成に向けた取り組み

AMG では看護・介護職員育成のための独自プログラムを設計し、用いている。

「AMG キャリアラダーシステム」は、AMG で勤務する看護・介護職員育成のための共通スケールとして活用することを目標に構築しており、看護職員一人ひとりの将来を見据えたキャリア開発の一端を担うためのプログラムとして活用している。各種研修が設定されており、看護・介護職員が自己研鑽のために受講し、能力向上に向けた努力を続けている。

また、継続教育の場である "AMG キャリサポートセンター" においては、2019 年度より認定看護管理者教育課程の 3 課程（ファーストレベル・セカンドレベル・サードレベル）を開講し、病院経営に参画できる人財育成に取り組んでいる。

看護部による経営参画の事例
感染制御が病棟経営に与える影響

当院の概要

　医療法人社団愛友会三郷中央総合病院（以下、当院）は、埼玉県三郷市の中央にある急性期病院である。感染防止対策室に感染管理認定看護師が専従で配属され、感染対策チーム（ICT）が活動している。診療報酬上、感染防止対策加算1、感染防止地域連携加算、抗菌薬適正使用支援加算を算定している施設である。

感染対策における収入

> **三郷中央総合病院　病院概要**
> **所在地**：埼玉県三郷市中央四丁目5番地1
> **診療科**：内科、循環器内科、糖尿病・内分泌内科、腎臓内科、神経内科、外科、心臓血管外科、消化器外科、整形外科、脳神経外科、皮膚科、泌尿器科、眼科、耳鼻いんこう科、リハビリテーション科、放射線科、麻酔科
> **病床数**：289床（ICU：8床、一般急性期：223床、回復期リハビリテーション：58床）
> **職員数**：578名（看護職289名）
> **病院機能**：一般病床
>
> **2018年度実績**
> **平均在院日数**：16.1日
> **病床利用率**：84.2％
> **1日平均入院患者数**：243.4名
> **1日平均外来患者数**：541.6名（紹介率：22.0％）
> **看護配置**：7対1

　感染対策における安定した収入といえば診療報酬による感染防止対策加算1・2、感染防止地域連携加算、抗菌薬適正使用支援加算があげられる。2012年の診療報酬改定以来、2018年にわずかな減算があったものの、大きく下がることはなく、現在、感染防止対策加算1では入院患者1人当たり390点、感染防止対策地域連携加算100点、感染防止対策加算2では入院患者1人当たり90点を算定することができる。

　ベッド数、施設の規模により差はあるが、加算1を算定できる施設であれば年間数百万から数千万円の収入がある。この収入の全額を感染対策に費やせるわけではないが、当然ながら加算を算定している施設はこの収入をきちんと感染対策に生かすことが必要である。患者が退院する際に目にする明細書にも加算の名称や点数が記載されていることから、ICTの活動を含め、患者が支払った料金に見合った感染対策が行われていたか、会計の際に入院期間での対応を振り返り、評価されることもあり得る。

　当院では月平均で約400名の新規入院患者がおり、前述した加算1の390点と地域連携加算の100点を算定すると、毎月約200万円、年間約2400万円の収入があると計算される。当院は包括医療費支払い制度（DPC）を採用している病院であり、医療費本体に対してDPC係数の加算（加算1で0.0135、加算2で0.0031）がある。年間2400万円より多い金額を診療報酬より得ていることになる。

　まずは、実際に貴施設が診療報酬上、どのような加算を算定して、どのくらいの収入を得て

いるのかを計算していただきたい。2018年より抗菌薬適正支援チーム（AST）が活動している施設では、抗菌薬適正支援加算100点が算定できるようになり、感染対策の強化が診療報酬上の増収につながっている。

感染対策における支出

ほとんどの施設では、感染対策における収入は前述した診療報酬の加算だけだといえる。一方で、感染対策は強化・徹底すればするほど膨大な費用がかかる。

感染対策にかかる支出は多岐にわたる。手洗い石けん・速乾式消毒薬・ペーパータオルなどの手指衛生の材料費、手袋・マスク・エプロンなどの個人防護具の材料費、職員対象の抗体価検査やIGRA検査（インターフェロン-γ遊離試験）の費用、インフルエンザウィルス・麻疹・風疹などの病院が負担する職員対象の予防接種の費用、感染廃棄物処理費、アウトブレイク対応時の費用。そして、わかりづらい部分として、感染管理を担当する専従者や専任者など、ICTメンバーの人件費などが計上される。

新しい施設では外来や病棟に結核や麻疹などの空気感染する感染症の対策として、陰圧室を常設することが増えている。年間に何件使用するか分からない設備にも大きな費用がかかる。

加算による収入を、これらの感染対策の支出にどれだけ充てて、医療関連感染が制御できているか明確にすることは難しい。しかし、少なくとも加算が開始した2012年から貴施設がどのような感染対策が強化され、どのような費用が追加されたか振り返ることはできる。

いったん医療関連感染が拡大すれば、社会的な影響も大きい。終息に向けた感染対策の費用に加え、病棟閉鎖や患者流出に伴う収入減も膨大な金額となる。感染対策を行う意義は、診療報酬で収入自体を得ることではなく、得た収入から効率よく投資を行い、医療関連感染の発生に伴う病院の経済的・社会的損失を防ぐことである。

解説	感染制御が病院経営にいかに影響を与えるか

医療関連感染が発生すると予期せぬ損害が発生する。その損害は状況により異なるため、なかなかイメージしにくい。しかし、様々な文献で報告がされており、それを目安に自施設の損害金額をイメージすることができる。

1 MRSA 感染症に伴う損害 (表 6-7)

MRSA 感染症はほとんどの施設で発生状況が把握されており、施設内の発生件数により損害金額をイメージできる。小林らは、MRSA 感染例は非感染例に比べて約 435 万円（入院日数　約 73.4 日）の医療費が追加されると試算している[1]。また、森澤は約 230 万円（同、65.7日）と試算している[2]。最近の報告では、高木らが 107 万円（同、13.1 日）と試算している[3]。

MRSA を代表とする薬剤耐性菌は、感染を起こすことで治療が難渋し、入院期間も延長して、病院に数百万円の大きな損害を与える。

手指衛生の遵守率を上昇させれば手指衛生材料費は増加する。標準予防策や接触感染予防策を徹底すれば、個人防護具の費用も増加する。それに伴い、感染性廃棄物処理費用も増加する。しかし、MRSA の伝播を低下させ、MRSA 感染症の件数を少しでも減らすことができれば、これらの材料にかかる費用が増加しても全体としての感染にかかわる損害を減らすことができる。

ICT を中心として院内全体で手指衛生の徹底に取り組み、遵守率を向上することによって、MRSA の発生件数を減少させたという報告もある。MRSA だけではなく、様々な細菌・ウイルスの感染による大きな損害を予防するために、まず手指衛生から取り組むことで最小限の費用で最大限の効果を得ることができる。

表6-7　MRSA 感染症における追加的医療資源の推計

著者（出版年）	対象	医療費増分	入院日数増分
小林（2009）	MRSA 感染	6309 円/日	72.0 日
小林（2010）	MRSA 感染	5212 円/日	66.1 日
小林（2012）	MRSA 感染	4389 円/円	73.4 日
森澤（2009）	MRSA 感染（手術なし）	230 万円	65.7 日
高木（2016）	MRSA 感染	107 万円	13.1 日

1) 2) 3) 4) より引用・一部改変

2 針刺し・切創事故による損害 (表 6-8)

施設内ではどんなに対策を講じていても針刺し・切創事故は発生する。針刺し・切創事故が発生した場合、曝露源である患者の採血検査を行い、併せて受傷した職員の採血検査も実施する。曝露源の状況により受傷者には予防・治療のための投薬も行われる。

事故発生後の費用は、経過観察期間の検査・処置の費用と検査・処置を受けるための時間などがあげられる。加えて、費用として数字化することは難しいが、針刺し・切創事故に遭遇し

た職員の精神的不安からくる業務量の低下もあり得る。

多くの施設では、留置針や翼状針はすでに安全装置付きの物品を導入している。新しく針刺し・切創事故を防止する物品を追加することや、現状よりも高価な物品に切り替える際などには、「導入後に減少した針刺し・切創事故の経過観察における検査・処置の費用」と「安全装置付きの物品を導入することにより増加した費用」を比較することで、導入した物品の費用対効果を知ることできる。すべての針類を安全装置付きのものに切り替えることが理想であるが、莫大な費用が必要となる。施設により針刺し・切創事故の原因となる状況は異なるため、最も多く発生した事故の原因となる物品を安全装置付きにすることから検討したい。

なお、針刺し・切創事故の経過観察の期間や検査内容は各施設で決定しており、施設により経過観察にかかる費用は異なる。

表6-8　針刺し事故発生後の経過観察にかかる検査・処置の費用の例

基本料	初診料（労働災害）	3760円
	外来診療料（労働災害）※再診料	730円
	再診時療養指導管理料	920円
検査料	血液採取（静脈）	300円
	検体検査管理加算（1）	400円
	生化学的検査（1）判断料	1440円
	HIV-1、2抗体定性	1180円
	肝機能検査（AST/ALT）	340円
	免疫学的検査判断料	1440円
	HBs抗原HCV抗体定性・定量	1990円
経過観察にかかる検査・処置の費用（6か月分） 初回約11,000円＋再診約9,000円×3回＝38,000円		

※検査・処置を針刺し・切創事故直後、1か月後、3か月後、6か月後（計4回）に実施する。

3　手術・処置に伴う医療関連感染にて生じる損害 （表6-9）

医療関連感染を把握するなかで、ICTはいくつかのサーベイランスを実施して、状況を把握している。そこから貴施設の医療関連感染の件数や状況を知ることができる。

医療関連感染が生じた際にどのくらいの医療費が増加しているか、国内外の文献で報告があり、感染症の発生によりいくらの医療費の増加があり、入院日数が増加するのか、イメージすることができる。Boyceらは、医療関連感染による入院期間の延長、および費用増加について、尿路感染では1〜4日の入院期間の延長があり、平均で600〜930ドルの費用の増加があると計算している。手術部位感染では7〜14日、2000〜5040ドル、下気道感染では4〜21日、5000〜5800ドル、血流感染では3000〜40000ドルとしている[5]。

国内でも報告があり、条件は様々であるが、貴施設で問題となっている医療関連感染の損害

をイメージすることができる。たとえば、手術部位感染に関する国内の文献を見ると、心臓血管外科手術や胃手術において、感染が発生してしまうと、20日以上の入院日数の増加と100万円以上の医療費の増加が生じることがわかる。

表6-9 日本における手術部位感染における追加的医療資源の推計

著者	出版年	対象	医療費増分	入院日数増分
藤本	2001	手術部位感染（胃手術）	105万円	24.0日
森岡	2009	手術部位感染（心臓血管外科手術）	162万円	20.2日
荻野	2009	手術部位感染（結腸手術）	14万3351円	5.9日（術後）
草野	2010	手術部位感染	85万6919円	20.8日
Kusachi	2012	手術部位感染（腹部・心臓手術）	87万9100円	20.7日
Kashimura	2012	手術部位感染（大腸手術）	59万3800円	17.8日
福田	2012	手術部位感染（胃手術）	20万6000～102万1000円（術後）	6.6～18.3日（術後）
Fukuda	2012	手術部位感染（大腸手術）	9万232～65万2991円（術後）	2.8～23.9日（術後）

4）より引用・一部改変

解説	感染制御に関する当院看護部の取り組み

　世界的に薬剤耐性菌が問題となっており、日本でもAMRアクションプランを掲げて耐性菌をこれ以上増やさないよう取り組みを開始している。

　医療法関連通知「医療機関における院内感染対策について」では「カルバペネム耐性腸内細菌科細菌（CRE）」「バンコマイシン耐性黄色ブドウ球菌（VRSA）」「多剤耐性緑膿菌（MDRP）」「バンコマイシン耐性腸球菌（VRE）」「多剤耐性アシネトバクター（MDRA）」の5種類に関しては、保菌を含めて1例目の発見をもって、アウトブレイクに準じて厳重な感染対策を実施することと記載されている[6]。そのため、これらの細菌の検出がみられた場合には、原則的に個室隔離をして、手指衛生の強化、接触感染予防策の徹底が必要となり、隔離解除されるまで長期間にわたり感染対策の費用が増加する。

1　多剤耐性菌が検出されたことによる損失

　当院では、2015年に複数の患者に多剤耐性菌が検出された。幸い、対象患者は全員、保菌の状態であり発症はしていなかった。管轄保健所にも相談のうえ、感染経路の調査と感染対策の徹底を図り、感染拡大を防止した。個室隔離・コホーティングをして、手指衛生の強化、接触感染予防策の徹底を行った。感染対策の徹底の実施以後、多剤耐性菌の新規の検出はなく、それ以降も今日まで、幸いにして、多剤耐性菌の検出は確認されていない。

複数の患者を個室隔離・コホーティングするうえで、差額室料がとれないベッドやコホーティングにて保菌者以外入室できない病室が生じ、病棟のベッドコントロール、病院の収入に大きな影響を与えた。感染症予防のための隔離は患者に費用の請求ができないため、個室で隔離する場合には、1日室料差額の数千円〜数万円の収入がない状況となる。多床室での隔離において、使用できないベッドが発生すると入院自体がされていないため、収入のまったくないベッドが発生する。今回、対象患者が入院していた病棟は障害者病棟であり、患者は長期間入院することが可能であった。そのため、コホーティングを行うために複数のベッドが使用できなくなる状況が約9か月にわたって生じていた。そのベッドが使用できたとすると、障害者施設等入院基本料などで1床当たり1日約3万円、1か月約90万円の収入が得られたはずである。

2　接触感染予防策の徹底における物品の費用増加を抑える

感染対策は徹底すればするほど、費用はかかる。手指衛生を強化すれば、手洗い石けんや速乾式消毒薬のコストが増加し、接触感染予防策を徹底すれば個人防護具の費用が増加する。病院経営としては、費用を大きく増やさずに感染対策を強化できることが理想である。

多剤耐性菌の拡大を防止するため、ICTは対象病棟をはじめ、院内全体の接触感染予防策の徹底を促していた。その際の院内ラウンドにおいて、高価なニトリル手袋を日頃から使用している部署があることを把握できた。

ニトリル手袋はフィットして使いやすいが、プラスチック手袋に比べて1.4倍のコストがかかる。そのため、ICTと診療材料管理委員会でワーキンググループを立ち上げ、手袋の適正使用への取り組みを行った。ニトリル手袋を使用する条件を検討して、プラスチック手袋の切り替えられる部署を調査した。2部署では完全に切り替えを、3部署では適切に併用をすることとした。接触感染予防の徹底を促したことで、手袋の使用枚数は16万8400枚／月から17万8500枚／月に変化し約5％増加したが、費用は52万6000円／月から52万8000円／月で2000円の増加に抑制することができた。感染対策の強化・徹底の際には物品使用のタイミングだけではなく、その物品が適正であるかどうかも合わせて検討する必要がある。接触予防策の徹底による、使用枚数の増加を図りながら、費用が大きく増加することを防止できた。

3　環境消毒の徹底・強化のための費用増加をどう考えるか

1970年代から1980年代の研究では、環境の表面汚染は医療関連感染の伝播には関与されないとされてきた。日本の医療施設でも環境は消毒しても数時間後には細菌が発生するとして、水拭きでもよいといわれていた。しかし、最近の研究では、同一の耐性菌が複数の患者より発生し、同一の病室を利用していたなどの共通因子があると、環境培養を行い、自施設の環境の

どこに耐性菌がいるのか調査することが行われている。環境は患者によって汚染され、感染を生じさせるのに十分な数の細菌が、長期間生存していることが明らかになった。そのため、環境消毒を徹底して環境の病原体を減らすことで感染拡大を防ぐことができるといわれている。

当院では第4級アンモニウム塩配合の環境清拭用クロスを使用していたが、今回の多剤耐性菌の感染拡大防止と、将来持ち込まれる可能性がある耐性菌全般の対策として、ルビスタ®（ペルオキソ一硫酸水素カリウム）の採用を検討した。ルビスタ®は高額であり、採用まで費用対効果を数か月間、検討を重ねた。採用にあたって、無駄な費用の増加をできるだけ抑制するために、職員しか使用しないエリアでは使用しないこと、1週間期限であるため、破棄することがないように使い切るスケジュールを立てることなど、使用に関する細かいルールを話し合った。ルビスタ®を使用することで、1か月当たり20万円のコストが増加しているが、前述した感染防止対策加算の収入をこれに充て、継続使用している。毎日、職員が環境消毒を行うことで、患者も当院が感染対策への取り組みをしていることを知ることができる。また、職員も高価な感染対策物品を採用していることで感染対策への意識が高まる。

医療関連感染が発生すると、入院期間の延長や予定外の治療により膨大な費用が生じることとなる。感染対策の強化・徹底により、その損害を防ぐことができる。特に、DPCを採用している施設では感染症によって生じた費用は施設の持ち出しになる。効果的な感染対策を行うことで感染症の発生を少しでも予防できれば、損害が減り、病院経営に貢献ができる。

引用文献

1) 小林寛伊, 松本千夏：2010年度のmethicillin-resistant Staphylococcus aureus病院感染症サーベイランス, 日本環境感染学会誌, 27 (3)：234-235, 2012.

2) 森澤雄司：医療経済の視点から考える院内感染対策, 看護展望, 30 (6)：641-644, 2005.

3) 高木康文, 福田治久：MRSA感染症における追加的医療資源の推計, 日本環境感染学会誌, 31 (3)：173-180, 2016.

4) 福田治久：医療関連感染領域の医療経済評価における費用の評価手法, 日本環境感染学会誌, 29 (6)：387-395, 2014.

5) Boyce, J.M：Antiseptic technology：Access, Affordability, and Acceptance, Emerging Infectious Disease, 7 (2)：231-233, 2001.

6) 厚生労働省医政局地域医療計画課長：医療機関における院内感染対策について, 医政地発1219第1号（平成26年12月19日）

▪┃ あとがき ┃▪

　この本を作成するにあたって、前職場である八潮中央総合病院の方たちや、日頃お世話になっております看護管理者の方々に執筆のご協力いただいたことに深く感謝します。経営貢献に向けて、チーム医療として多職種でそれぞれの取り組みを共通理解する事や、病院・施設において、それぞれの立場で、どのように経営課題に取り組んでいるのかを事例として執筆して頂きました。看護管理者として、多職種を理解しそれぞれの置かれている状況から経営参画、経営貢献に役立てればと思います。

工藤　潤

索　引

看護師長のための病棟経営超入門
経営・財務指標の見方・使い方

2020年3月26日　第1版第1刷発行　　　　　　　　　　　　定価（本体2,900円＋税）
2023年3月30日　第1版第2刷発行

編　集　　工藤　潤 ©　　　　　　　　　　　　　　　　　　　　＜検印省略＞

発行者　　亀井　淳

発行所　　株式会社　メヂカルフレンド社

〒102-0073　東京都千代田区九段北3丁目2番4号
麹町郵便局私書箱48号　電話 (03) 3264-6611　振替00100-0-114708
https://www.medical-friend.co.jp

Printed in Japan　落丁・乱丁本はお取り替えいたします　　　　印刷／(株)太平印刷社　製本／(株)村上製本所
ISBN978-4-8392-1651-1　C3047　　　　　　　　　　　　　DTP／(有) マーリンクレイン　　　105018-077